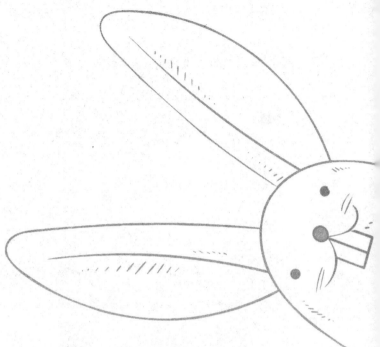

怎样管精力
就怎样过一生

（Odile Chabrillac）

［法］**奥迪尔·夏布里亚克** / 著

林默 / 译

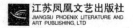
江苏凤凰文艺出版社
JIANGSU PHOENIX LITERATURE AND
ART PUBLISHING, LTD

图书在版编目（ＣＩＰ）数据

怎样管精力，就怎样过一生 / (法) 奥迪尔·夏布里亚克著；
林默译. -- 南京:江苏凤凰文艺出版社, 2018.8

ISBN 978-7-5594-0872-3

Ⅰ.①怎… Ⅱ.①奥… ②林… Ⅲ.①心理保健－普及读物
Ⅳ.①R161.1-49

中国版本图书馆CIP数据核字（2017）第326656号

著作权合同登记号 图字：10-2018-004

书 名	怎样管精力，就怎样过一生	
作 者	[法]奥迪尔·夏布里亚克	
译 者	林 默	
责 任 编 辑	邹晓燕 黄孝阳	
出 版 发 行	江苏凤凰文艺出版社	
出版社地址	南京市中央路165号，邮编：210009	
出版社网址	http://www.jswenyi.com	
发 行	北京时代华语国际传媒股份有限公司	010-83670231
印 刷	北京市艺辉印刷有限公司	
开 本	880×1230毫米 1/32	
印 张	6.5	
字 数	117千字	
版 次	2018年8月第1版 2018年8月第1次印刷	
标 准 书 号	ISBN 978-7-5594-0872-3	
定 价	39.80元	

前　言

筋疲力尽，疲惫不堪？

感觉自己没有一丝力气？

唯一想做的事情就是什么也不干？

在人生的某些阶段，我们确实可能没有勇气前行，没有力气继续努力。我们甚至不知道自己到底想要什么：就此停下来还是继续？似乎所有事情，甚至做一个小小的决定都需要我们付出大量的精力，而实际上我们只勉强剩下了躺下等着时间流逝的力气。日积月累，长此以往，我们深深地厌倦，厌倦一切，尤其是厌倦自己。

索菲回忆说："当时，我徒劳地跟自己说我得去做点事情——回邮件，看医生，去药房，甚至是去做医生开的那些化验……可是我就是做不到。我在客厅里走来走去，然后过一段时间就放弃了想要做点什么的想法，借口说明天再做。接着我就去床上躺下来，看之前下载的电视剧了。我已经没有任何力气，整个人完全垮了。"

　　内心深处，我们很清楚，这不是任性，不是懒惰，甚至也不是抑郁……人都不想死。我们只是不知道怎样继续集中精力活下去而已。怎么活？为什么而活？这些问题在我们的脑海里挥之不去，却始终找不到答案。因此，我们筋疲力尽，活得如同行尸走肉，而没有任何方法来改善这种情况。这正是本书想要解决的问题。本书特别为您而作，就是要告诉您，首先，这种情况是有解决办法的，因此千万不要灰心；其次，这种情况只是一个阶段，一个复杂的甚至是剧烈的阶段，但它也仅仅是一个阶段而已，是有始有终的，是会过去的。总有一天，它会变成一段不愉快的回忆；总有一天，这一页会翻过去，永远地留在过去。这个阶段过去后，你会重新找到自己的欲望和雄心壮志，重新有早上可以积极起床的动力，重建精力可以让这一切都充满生机。

　　毫无疑问：您之前曾经过度利用自身的精力，一根蜡烛两头烧，而现在不知道该做些什么才能让自己安稳下来。并不是说一定要获得超级英雄式的力量，只是至少在第一时间有能力面对日常生活的种种需求：上班，照顾孩子，搭乘公交……当我们筋疲力尽时，这些平时很简单、很自然的事情就会变得复杂、无法面对甚至难以承受。

　　艾尔莎回忆说："我当时经常为小事哭泣，感到深深的疲惫。当有人让我做点什么事儿时，我首先感到难以承受。最糟的是必须要坐地铁去上班：漫长的隧道令我感到心烦意乱。而且我越想它，它就越能扰乱我的精神。最后我决定让自己停下来。"

当然，这种崩溃可能是身体上的也可能是情绪上的，但是在大多数情况下，它会同时涉及人的不同领域。例如，精神疲惫最终可能会引发睡眠问题，而睡眠问题又会使生理反应变慢……又如，紧张可以令身体深深地疲惫，这样最终会令人心力交瘁，不再能完成平时进行的任务，而且会对此感到沮丧，甚至越来越有压力。这样就陷入了恶性循环，而且仅仅有意愿是很难摆脱它的。

女性比男性受到的影响更大

研究显示：女性承认自己比男性更容易筋疲力尽，尤其是在生理期。这是身体更加脆弱的表现还是因为性格上更爱抱怨？事实上，女性的疲惫是完全情有可原的，因为它首先和月经的生理周期有关。没有女人可以免受每月荷尔蒙如此大规模变化的影响，因此女性才可以怀孕生子。另外，避孕、生活方式和压力都会引发某种身体不适，例如不正常的月经过多，还有人体矿物质含量不稳定等。也就是说：身体缺铁和镁，而且每个月还要经历荷尔蒙的变化，女性感觉筋疲力尽是有因可循的。

这种巨大的疲劳感会给我们带来很大不便，会波及身体和精神层面，在某些情况下还会长期存在，有时会伴随乏力的症状。但是，这种疲劳也是职业倦怠^①的典型表现，从定义上就可以看出职业倦怠是过度投入工作引发的疲劳症状。由于长期以来这两个概念都很容易被混淆，所以我们首先对其进行区分。

慢性疲劳综合征

慢性疲劳综合征也被称为 CFS，在发达工业国家中，每两百个人中就有一个患有这种疾病，其临床症状至少持续六个月以上才能确诊，同时伴随着深度疲劳和全身不适，导致患者的活动量至少减少 50%。患者会表现出记忆力衰

① 职业倦怠是指个体在工作重压下产生的身心疲劳与耗竭的状态。最早由 Freudenberger 于 1974 年提出。

退、不能集中精神、情绪不稳定，甚至是一些类似于神经官能症的功能性障碍，其中最令人烦恼的症状是睡眠方面的问题：极度嗜睡，难以入眠（整天都躺在床上却睡不着），失眠以及睡醒之后感觉比睡之前还疲劳！当然，要确诊患了慢性疲劳综合征还要排除其他可能的潜在疾病：必须要至少进行一次全面检查（临床检查、生物检查、放射诊断和心理诊断）以排除传染病（艾滋病、肝炎），癌症或自身免疫性疾病（多发性硬化、多关节炎、红斑狼疮等），代谢疾病(糖尿病、甲状腺功能紊乱)和精神性疾病(抑郁症、成瘾行为、人格解体、转化症等）。但是，目前认为慢性疲劳综合征有传染性因素的假设大行其道，虽然有些专家也指出它和痉挛症（手足搐搦症），甚至与纤维肌痛有着千丝万缕的联系。

另外，患者的某些激素含量略微低于正常值：尤其是生长激素和氢化可的松。氢化可的松又被称为"压力荷尔蒙"，因为它可以帮助机体应对身体或心理的紧张期（疾病、考试、竞赛等）。因此，慢性疲劳综合征也可能是由于机体面对压力感到不适所引起的。事实上，我们还不清楚这种激素异常是慢性疲劳综合征的病因，还是仅仅是其病状之一。但是，在患者患病之前的三个月，通常都经历过会对情绪造成严重影响的事件。一般来说，随着时间流逝，症状会逐渐减轻；数年之后疲劳综合征会消失（平均为五年）。然而某些患者的疲劳综合征会出现波动，时好时坏。研究者注意到，当疲劳征呈现为间歇性的时候，痊愈往往就离得不远了。但是，五年是很漫长的。

福田敬二[1] 标准

要确诊慢性疲劳综合征，首先要排除其他的精神性疾病，并且患者出现长期疲劳（六个月或以上持续疲劳），休息也不能令其得到改善，同时至少具备以下症状中的四项：

短期记忆力减退或者注意力不能集中；

咽痛；

颈部或腋窝淋巴结痛；

肌肉酸痛；

不伴有红肿的关节疼痛；

严重的新发头痛；

睡眠后精力不能恢复；

体力或脑力劳动后连续 24 小时身体不适。

---

[1]　福田敬二（Keiji Fukuda），博士，现任世界卫生组织（WHO）负责卫生安全和环境事务的助理总干事。

　　如果您感到自己有以上症状，马上去咨询医生，以排除一些心理或病理原因。

────────────────────────────────

　　对于医生来说，处理这类问题很复杂，他们可能会给患者开小剂量的抗抑郁药来解决其情绪问题并改善睡眠质量。最经常使用的是三环类抗抑郁剂或 ISRS 类抗抑郁剂（选择性 5–HT 再摄取抑制剂）。可以用对乙酰氨基酚、阿司匹林、布洛芬等非类固醇类消炎药（不含可的松）缓解肌肉酸痛，关节疼痛以及头痛和咽痛。出现长期发热的情况也会开这些药。

　　医生也会推荐一些不用服药的治疗措施：在体疗医生 ① 的指导下，通过循序渐进的锻炼让患者可以重新从事一些体力活动，并保持或重建患者的肌肉力量。这样，每天做 10 到 30 分钟温和的运动，如骑自行车、步行或是游泳，似乎可以减少疲劳感并有效改善患者的身体状况。即使有些慢性疲劳综合征患者进行轻微的运动就会感到精疲力竭，重新开始体育运动对他们也仍然非常重要，因为长时间休

────────────────────────────────

　　① 在法国，体疗医生是指持国家毕业证书的医务助理人员。

息的同时也会强化疲劳感和虚弱感。

　　另外，认知行为疗法①对于70%左右的慢性疲劳综合征患者来说都能有效改善其状况。患者至少需要上15节课。一般来说，这些课上所学的各种各样的放松技巧，能有效影响面对压力和疾病时的行为，从而对患者有益。

　　毫无疑问，要治疗这种疾病，从根本上来讲要具有良好的生活习惯（睡眠充足、有规律地进行合适的体育运动、饮食平衡）。例如，建议最好不要饮用刺激性饮料（咖啡和茶），尤其是在下午，以免对睡眠造成不良影响；要限制饮用含酒精的饮料，因为它们只能加重疲劳感。参加娱乐活动和集体休闲活动也对健康生活有益，避免产生孤独感和疲惫感。这些建议听起来是陈词滥调，但是都很有效，下面我们还会给出很多别的方法来帮助患者康复，减缓相关症状。

---

　　①　认知行为治疗法是由 A.T.Beck 在 20 世纪 60 年代发展出的一种有结构、短程、认知取向的心理治疗方法，主要针对抑郁症、焦虑症等心理疾病和不合理认知导致的心理问题。它的主要着眼点，放在患者不合理的认知问题上，通过改变患者对己、对人或对事的看法与态度来改变心理问题。

职业倦怠综合征

当下，越来越多的人在谈论职业倦怠综合征。这种病的患者人数在不断地增多，患者年轻化，患病周期也越来越短。得这种病之后可能以悲剧收场，有些患者会自我隔绝社会，另一些甚至可能自杀，因此丧命的情况也时有发生。职业倦怠有什么特点？它是患者由于职业生活引发的身心疲劳（慢性疲劳综合征不一定与职业生活有关），当然它也表现为深度疲劳，同时在工作中感到失去控制，甚至不能完成触手可及的目标。这种倦怠是逐渐形成的：患者首先要全身心投入工作。

一段时间之后，他感到自己为工作付出的精力白费了，但是他还是会继续努力工作。因为感到灰心丧气，他开始白天服用抗疲劳的药物，晚上服用安眠药。在工作中他越来越感受不到乐趣，甚至无法继续投入工作。职业倦怠是职业性社会心理疾病之一：在英语国家这种症状被称为burn out syndrome，它可能会引发日本所谓的 karoshi，也就是过劳死。为什么会有职业倦怠？1980 年，美国的心理治疗师赫伯特·弗罗伊登贝格尔在一本关于职业疲劳现象的书中第一次用到了这个说法，把职业倦怠形象地比喻为一场人体内部的火灾：事实上，职业倦怠会令患者从外表看起来与常人无异，而内心却一片空虚，就像被火灾席卷过的大楼……尽管职业倦怠看起来都是突然爆发的，但是要注意这都是长期积累的结果，是数月甚至数年压力的累加，最终令人身心俱疲。

想要摆脱职业倦怠，必须经常向他人寻求帮助，因为这种症状首先就揭示了患者对自己的忽略。积极治疗会很有帮助。要想痊愈，就得回归自我，评估自己深刻的向往（尤其是职业方面的）和自己的极限。

自然疗法治疗师托马斯·乌尔说："这是一个有点生硬的阶段，不一定要人陪伴，但却要袒露自己，问自己，'我是不是不可替代不可或缺的？'"虽然每个人在生活中都是不可或缺的，但是没人是不可替代的！这种想法在职业倦怠时期会遭到当头棒喝，患者会发现自己全能的想法真的只是一种假象。这既是一种巨大的失落感，但又令人真正地放松。

这样才可能真正为自己生活，了解自己感兴趣的领域和确定切实可行的目标。当然，也必须要和别人重建对话，学会拒绝，重新学习团队协作以及和同事相处。最后，也别忘了要善待自己，不要忽略工作以外的日常生活。重要的是要在身体和精神间，在工作和私生活间保持平衡，这样才能重新找回生活的乐趣，以及去工作的欲望！

马斯拉奇职业倦怠调查普适量表

马斯拉奇职业倦怠调查普适量表被广泛认可，它是由三个子维度构成的对职业倦怠症的一种测量方法。由于操作简单，是长期以来被广泛使用的衡量方法。该表由22项内容构成：其中9项关于情绪耗竭，5项关于去个性化（认为现实失去意义），8项关于职业效能，每项内容分别衡量。每项内容都代表了受试者可能对其工作做出的评价。测试时，受试者需要选出自己感受到问题中的情绪的频率。

认真阅读下列问题，请您根据自己的情况，从中选择符合自己情况的那一项。其中，A——从未如此（5分）；B——很少如此（4分）；C——说不清楚（3分）；D——有时如此（2分）；E——总是如此（1分）。例如，第一题"在工作中感觉到挫折感"，如果您从未如此，请在答题卡上"1"后面的括号里写上"A"。

1. 在工作中感觉到挫折感。

2. 觉得自己不被理解。

3. 我的工作让我感到疲惫。

4. 我觉得我非常努力工作。

5. 面对工作时，有力不从心的感觉。

6. 工作时感到心灰意冷。

7. 觉得自己推行工作的方式不恰当。

8. 想暂时休息一阵子或另调其他职务。

9. 只要努力就能得到好的结果。

10. 我能肯定这份工作的价值。

11. 认为这是一份相当有意义的工作。

12. 我可以从工作中获得心理上的满足。

13. 我有自己的工作目标和理想。

14. 我在工作时精力充沛。

15. 我乐于学习工作中的新知识。

16. 我能够冷静地处理情绪上的问题。

17. 从事这份工作后，我觉得对人变得更冷淡。

18. 对某些同事所发生的事我并不关心。

19. 同事将他们遭遇到的问题归咎于我。

20. 我担心这份工作会使我逐渐失去耐性。

21. 面对他人时，会带给我很大的压力。

22. 常盼望有假期，可以不用上班。

计分方法：

这个测试包括了职业倦怠的三个方面：情绪衰竭（1—8）、低个人成就（9—16）、人格解体（17—22）。其中，9—16题为反向题，需要反向计分，即选 A 时计 1 分，选 B 时计 2 分，选 C 时计 3 分，选 D 时计 4 分，选 E 时计 5 分。其余题目正常计分。

将所有题目得分相加除以 22 得到平均分，即代表自己职业倦怠问题的严重程度。1 分代表没有职业倦怠，5 分代表职业倦怠问题很严重。得分越高表明职业倦怠的程度越重。

按照情绪衰竭、低成就感、人格解体三项分别计算平均得分，其中一项得分低于 2.5 即视为中度职业倦怠。

其他原因

正如我们刚才看到的，慢性疲劳综合征和职业倦怠都是一种慢性病，会长期存在。如果只是暂时性的，即使是

深度疲劳，通过好好休息、合理补充维生素以及好好睡儿
觉就能恢复。即使情况更糟糕，只要度几天假可能也就痊
愈了。如果还不能得到好转，就需要担心了，这不是要在
您的疲劳上雪上加霜，让您还要为此担忧，而是因为，这
样的情况说明身体正在向您诉说，正在拉警钟，必须要听
听身体怎么说。无论我们给这种身体不适叫什么名字都不
重要。关键是要赶快行动起来，否则，随着精力越来越衰弱，
想要振作精神重获健康、让情况好转，将会变得越来越难。

目 录

01 为什么我们总是感觉很累

002 / 无处不在的压力

011 / 精力是有限的

014 / 怎样算是意志力消耗殆尽

02 调整节奏，把握平衡，和过去的自己说再见

020 / 以你想要的方式，停下来

023 / 把握生活节奏

024 / 你需要静静

024 / 用最自然的方式重获精力

025 / 被工作吞噬怎么办

026 / 深呼吸的价值

026 / 发泄情绪的办法

03 极简法精力管理

030 / 清除不该存在的东西

032 / 学会拒绝

033 / 抛开过去

035 / 正视自己的情绪

037 / 及时总结

038 / 戒掉不好的习惯

041 / 避免消化疲劳

042 / 避免过劳

042 / 无所事事的危害

043 / 氧化应激

043 / 精力障碍

043 / 走进自然

04 从自己身上获得正面情感

046 / 正确认识自己

047 / 科学地进行自我评价

049 / 与自己和平共处

050 / 适度地自我怜悯

052 / 不苛责自己，接纳自己

05 目标明确才能动力十足

056 / 每当你找不到存在的意义

057 / 情感心理隔离

057 / 重拾热情

060 / 最坏的境遇，不过如此

062 / 通过正面信念冥想，克服消极情绪

064 / 你的瘫软乏力，也许只是"习得性无助"

067 / 有了"喜欢的"，才能承受"不喜欢的"

072 / 做既有兴趣又有长远意义的事

06 张弛有度，重新规划自己

078 / 让自己的精神世界繁花似锦

079 / 工作热情不足和过高，都是不好的

080 / 有终点的征途，才能最大限度调动积极性

083 / 能激励你的目标，一定是看得见摸得着的

085 / 养成新的生活习惯，更好地控制精力

085 / 行动起来，立刻、马上

086 / 换发型真的可以换心情

087 / 换个环境，效果更好

07 提高对生活的掌控力

094 / 日常生活中可以重建精力的要素

097 / 舒缓的运动是更好的锻炼

106 / 易学又见效的锻炼——呼吸锻炼

110 / 叹气也有益于身心

08 冥想 5 分钟，等于熟睡 1 小时

114 / 几种日常的自我保养方法

117 / 冥想放松法

119 / 用意象训练转移注意力

09 生活有规律，用习惯代替毅力

126 / 哪些食物能带来高质量的能量

132 / 多吃富含哪些营养成分的食物

139 / 心情好坏，与饮食相关

144 / 通过饮食调控压力感

148 / 睡眠是大脑最好的营养

152 / 哪些因素影响了睡眠质量

159 / 其他改善睡眠需要注意的问题

补充小贴士

166 / 利用植物的疗效更幸福地生活

169 / 精油也可以提升精力，增强舒适感

180 / 好好保护肾上腺

182 / 其他的救急措施

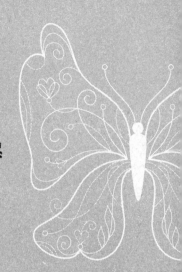

01

为什么我们总是感觉很累

如此之类的痛苦就像是真正的传染病一样，在现代社会广泛传播，患者人数也越来越多。怎样解释这种现象？诚然，其原因是五花八门的，但是毫无疑问，压力是这种情况的元凶。

这并不是说现在的生活比过去要更艰难，人类总是要面对复杂的情况甚至是不稳定的生活。但是毫无疑问，当今社会，人们面对压力的时间要比过去长，而压力是一个包含着具体的若干阶段的过程，在每个阶段中，时间因素都非常重要。人们反复说，压力对于生物来说是自然而必要的痛苦，生物永远要适应环境。然而，在我们讨论的情况中，往往是剂量使良药变成了毒药，超过了一定的界限，压力最终会变得令人难受，甚至是难以承受，而现在我们频繁地跨过这个界限。类似的行为最终会对身体造成影响，甚至完全掏空身体。对此我们已经知之甚多。

无处不在的压力

1956 年，加拿大学者汉斯·薛利在其著作《生活中的压力》中使用了"一般适应综合征"的提法，并把压力一词用于医学领域（以前这个词主要用于物理学中）：他把该词定义为"由预期中将来可能发生的不愉快或令人愉快的事件引发的，一直都能感受到的或强或弱的紧张情绪"。在描述"由于压力环境引发的身体变化"时，他提到了"潜在的破坏力量"和"压力状态"。事实上，他发现当处于非习惯生活环境时，实验室中的动物，包括田鼠、老鼠和豚鼠，在行为上会表现出很大的变化。实验涉及食物的改变（除去可以致死的剥夺食物），温度，加大个体密度，噪音，睡眠以及反复刺激（如反复电击），等等。他观察到，这些受到刺激的动物首先会发生行为异常，然后生病，最终会死亡。经解剖，它们的肾上腺大幅扩张，这些腺体可以分泌拟交感神经激素，如肾上腺素。肾上腺素会令心率加快，所以会加大血液的躁动和动脉压，从而令脑部处于高度警戒状态。从某种程度上来说，面对压力时选择抗争还是逃避，这也是一种荷尔蒙的适应和反应。

当今社会，人类个体不断处于环境对神经或轻或重的刺激中：工作中的冲突关系，智能电话使工作内容侵入个人生活领域，感情生活的不稳定，各种社会问题，不断被突破的禁令……如果对您来说情况可控，那么您只会心跳加速，注意力更集中。相反，如果情况对您有很大触动，令您感到处于危险中，那么您的生理反应会更加严重：呕吐、腹泻、想要小便、心跳过速、发冷、出汗等，这些反应是由于身体排出大量激素到血液中，尤其是肾上腺素，激素的分泌本是为了让个体更好地应对刺激，本能地为了存活选择抗争还是逃跑。事实上，我们肯定在空胃并且心脏也处于警惕状态的时候跑得更快。因此，现代人虽然很少会处于需要逃跑的情况，但还是要经常面对身体的这种本能反应，并找到解决办法。

在生活中能避免这种紧张状态吗？答案是否定的，因为紧张是身体对外界强加给自身的刺激的应激反应。因此，一定程度的紧张对生活是必要的，但是超过了一定的界限（这个界限是因人而异的），可能就是危险的，甚至是致命的。如果紧张情绪超过了机体的适应能力，可能会因此患一些能迅速致死的疾病。面对外界刺激时，由于根本不可能逃避，身体会反复过量分泌激素，久而久之，会导致实验室中的动物以及生活中人们的机体过度损耗，由此会产生消化问题或心血管疾病以及各种心理疾病，如神经紧张或失眠。这种适应综合征有如此多或众所周知，或少为人知的影响，该领域的研究显示它有三个发展阶段。

·报警阶段。这是面对外界刺激反应的第一阶段。心跳和呼吸加快，血液在身体中的流动也会加快，皮肤表层会出现血管收缩。（这些反应是在儿茶酚胺类激素，尤其是肾上腺素的影响下产生的。）

· 机体的抵抗阶段。机体功能会适应长期存在的刺激，达到某种平衡，让机体进入抵抗期。此阶段仍然处于内分泌系统影响下，尤其是肾上腺的影响下。（肾上腺会分泌血液循环中的皮质醇。）

· 衰竭阶段。出现在机体不能维持对紧张的适应状态时。机体适应能力耗尽，功能逐项受到损害，最终可能发生个体死亡。

这是因为，虽然我们觉得自己承受日常生活中的各种刺激并没有受到损害，但是这种状态是不会永久持续的。最终，我们身体中的燃料会渐渐燃尽，直至衰竭，以各种方式表现出身体的不适：身体问题，包括胃溃疡、心肌梗死、高血压，甚至是某些肿瘤；心理问题或精神问题，包括失眠、疲惫、易怒、紧张、焦虑等。每个人反应的方式和程度都不同。大量的压力可能会令某些人感到不适，精神紧张甚至是偏头痛。而面对同样的问题，另一些人可能完全没有反应或以其他方式表现出来，例如言语或身体暴力。因为压力会影响免疫系统平衡，尤其是通过某些免疫抑制^①程序，这也可以解释为什么会出现各种感染、过敏或是自身免疫性疾病——免疫系统功能紊乱会使其攻击机体的正常组织，甚至带来癌症。事实上，人体中有三个系统会监控机体适应外界环境的过程，以保证达到体内动态平衡，即满足生物机体追求稳定的趋势。这三个系统是神经系统、内分泌系统和免疫系统。神经系统通过神经冲动传送媒介传递电调制信号；内分泌系统使用分子核糖核酸和激素来远程传递特殊的信息；而免疫系统通过细胞在机体中循环并就地产生活性分子、细胞因子^②和抗体来传递信息。

因此，虽然通过亲身感受或是通过阅读大量关于压力的文章，我们知道压力有害身心，但是还是很难想象它有一天会变得如此致命。正因为如此，我们接下来会展开解释一般适应综合征的三个阶段，让您能够更清楚地了解压力会给您带来的冲击，并让您能够自我评估，知道自己真实所处的阶段。

---

① 免疫抑制指对于免疫应答的抑制作用。免疫力低下容易受到细菌、病毒、真菌等感染，但是免疫超常也会对身体产生损害，如很多自身免疫性疾病就是因为自身免疫力表达异常，把机体正常组织当成攻击对象，造成机体的损害。

② 细胞因子是由免疫细胞和某些非免疫细胞经刺激而合成、分泌的一类具有广泛生物学活性的小分子蛋白质。通过结合相应受体调节细胞生长、分化和效应，调控免疫应答。

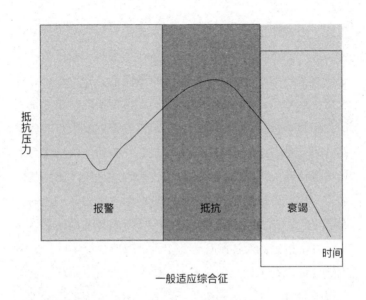

一般适应综合征

汉斯·薛利还指出，当身体的平衡被外部刺激打破时，机体总会对此产生双重反应。首先是针对环境的需求产生的特别的反应，其次是在任何情况下都相同的普适性反应。当动态平衡被打破时，这种先天的模式化的反应就会自动启动。因此，无论压力是身体上的还是精神上的，是内部的还是外部的，是客观的还是主观的，是否是令人愉悦的，都会在生理上、体液循环上和内分泌上产生同样的普适反应：唯一的变化因素是这种身体适应环境的需求的强度。

20 世纪 20 年代，薛利在医学研究中观察到了这种普适反应。他震惊地发现在临床中观察到的对刺激的多种多样的反应（如烧伤之后的出血或是溃烂）都会和同样的临床表现有关：胸腺、脾脏和淋巴结指数降低，肠胃溃疡，肾上腺皮质增生，血液中淋巴细胞（在免疫系统中非常重要的白细胞）数量增多，而嗜酸性粒细胞（血液中与前面不同的另一种白细胞）完全消失。最终，薛利以毕生之力来研究机体在受到刺激后的这种非特殊性的反应。他将其命名为"一般适应综合征"，也可以叫作"压力"。根据薛利的定义，GAS（一般适应综合征）指机体所有的防御性反应。对于指定的个体来说，每个人都有或强或弱的一般适应综合征，有不同的适应能力。GAS分为三个阶段：首先是报警阶段，在它的刺激和反刺激作用下进入抵抗阶段，最终是衰竭阶段。

报警阶段

一般适应综合征的第一个阶段也叫"刺激阶段"。当我们受到"压力刺激"（促使我们必须要做出反应的事件）时，身体就受到了真正意义上的冲击。这时，我们的机体会努力适应破坏机体平衡的新情况：这种痛苦的状态会持续数分钟甚至24小时。接着机体会恢复，并调动体内的主动防御机制。这种由体内自主神经反应和内分泌系统反应引起的短期紧急反应也叫作"交感神经系统反应"。

这种反应源自下丘脑（是控制生命活动的神经中枢）。下丘脑通过交感神经系统刺激肾上腺的中心部分——肾上腺髓质，它会分泌肾上腺素和去甲肾上腺素：这些激素会提高动脉血压，加快心率和呼吸频率，然后会增加血糖含量；视盘扩大，视力变好，消化变缓。通过分解脂肪和糖原（让肝脏中的糖原进入循环）来聚集能量，以便为肌肉提供足够的能量。氧气主要用来供给肌肉而不是消化系统。

我们观察到，肾上腺髓质会分泌儿茶酚胺以便调动并消耗能量以做出短期紧急反应（不超过数分钟），让运动相关器官加快运行得以逃跑或进入战斗。儿茶酚胺大量增加也可能对身体造成不良影响，某些人甚至会心肌梗死。

抵抗阶段

抵抗阶段指的是压力引起的长期存在的反应：在这个反刺激阶段，机体自我调控，调动身体资源重新达到平衡状态。报警阶段损耗了机体大量的能量，这个阶段就是要补充失去的能量。从内分泌和自主神经系统角度来说，下丘脑—脑垂体—肾上腺轴重新被调动，分泌促肾上腺皮质激素释放激素（CRH），然后垂体前叶分泌促肾上腺皮质激素（ACTH）。

血液中含有或多或少的促肾上腺皮质激素可以调节肾上腺皮质（肾上腺的外层）分泌盐皮质类固醇（醛固酮和皮质酮）和糖皮质激素（皮质醇和皮质酮），它们都可以提高血糖含量。大量的糖皮质激素会抑制免疫系统，减弱面对组织损害的身体反应。面对长期的危机状态，身体会一边寻找新的能量，一边对抗可能产生的发炎：调动身体储存的脂肪和蛋白质，轻度失眠，性欲减退，出现某些身心功能性病变。

衰竭阶段

反之，如果压力存在时间过长，机体会疲乏，从而引发生理和心理上的后果。因为，如果适应环境的需求长期存在，总会有个时刻机体不能继续供给所需的能量，不能补充消耗的能量，免疫功能变弱使机体对新的外界刺激更加敏感：衰竭现象不断累积，超越主动防御。最终会产生硬化，免疫抑制和其他身心疾病，甚至是死亡。肿瘤和退行性病变也随之而来……由于机体不得不超运转，所以最终会衰竭，达到生理极限，不能继续调动超越自身能力的力量。之后其他的一些研究（霍姆斯拉什，1963 年）确认机体的适应资本是有限的，每个应激反应都会消耗给定个体的适应资本。

当人们长期面对压力时，免疫系统会受到很大影响。众多动物实验和人体实验都证明了这一点：肾上腺素，这种报警阶段的基本调节激素，是大多数免疫活性细胞的抑制剂。无独有偶，在适应综合征的第二阶段分泌的糖皮质激素，尤其是皮质醇，也是重要的免疫抑制剂。事实上，如果压力太大或存在时间过长，饱和了的海马皮质醇就不能再调节机体反应了。脑部有大量皮质醇就会造成抑郁。可能变质的区域主要是海马区（这个区域还会影响主体的记忆力），杏仁体以及两个皮质区（环状皮质层、大脑前叶和脑前额叶）。

精力是有限的

事实上，超过一半的疾病与压力有关。突发的压力固然危害巨大，但毕竟很少发生，真正可怕的是慢性压力。

慢性压力所导致的疾病几乎覆盖了身体的所有功能系

统：皮肤方面，疱疹、皮疹、发痒、荨麻疹、无故过敏；口腔方面，口干、吞咽困难、口腔溃疡等；胃肠道方面，恶心、胃痛、胃酸倒流、食欲大增或不振、胀气、便秘、腹泻；心血管方面，心慌、胸痛；骨骼方面，风湿性关节炎、背疼；神经系统方面，失眠、做噩梦、目眩、头晕、头疼、耳鸣；呼吸方面，呼吸困难、哮喘；生殖方面，性欲低下或性功能障碍……

仅就失眠来说，压力不是导致失眠的唯一原因，但专家的结论是，找不到明确的医学解释的失眠，多半是因为压力；还有，压力虽然不是肠胃失调的唯一原因，但它是最常见的原因。

持续的慢性压力，不仅损伤机体，对大脑功能也有显著影响。压力削弱记忆力、推理能力及身体控制能力。一个明证是，平时训练有素表现优异的飞行员，在实战中也可能失事，就是因为超负荷的压力。研究表明，压力能改变大脑结构。大脑中的前额叶皮质层，负责人的决定、判别潜在危险、制订反应计划等，还负责人的信任感、友善度和同情心。而压力首先损害的就是这一区域，久而久之，我们变得焦虑、抑郁、恐惧、易怒，性格似乎也有了巨大变化。

幸运的是，慢性压力引发的损害大多数情况下是可消除的。大脑不像身体其他部位一样成年后停止生长，而是终生都在生长。也就是说，压力对前额叶皮质的伤害是短时的。但这不能成为放任压力滋长的理由，没有证据表明压力不会给大脑带来毁灭性打击。

众多心理学和认知理论都完善了关于压力的生理反应的认识，但是重中之重还是要记住我们的机体是有极限的，过度损耗不可能不受到惩罚……数位研究者细化了薛利的工作，区分出了不同的应激反应模式：体力活动、心理局限以及因某些任务产生的沮丧感主要会激活去甲肾上腺素，而脑力活动和压力则会激活肾上腺素。这些研究上的进展对本书的内容来说没有太大影响：当我们感到精疲力竭时，是我们达到了自己精力的极限，可能会影响身心平衡、健康，甚至是皮肤，对摆脱该状态的策略我们要格外谨慎对待。

我们的精力是有限的，无论如何不可能到处同时耗费精力。为了要对抗压力或适应压力，机体会选择某种策略，我们把它称为应对策略，但矛盾的是（至少在一段时间内），应对策略同时会让我们在日常生活中显得没有那么强，因此会令生活变得更复杂。这样我们就陷入了一个恶性循环，难以自拔，尤其是在要求我们随时全力以赴的工作领域。

　　布鲁诺回忆说："新的部门经理刚来的时候，我们感觉松了一口气。她非常有活力，并且目标明确，坚持让我们每个人各司其职，不用什么都请示她。这样既能学到东西又令人热情高涨。然而，她真的很挑剔。面对她时，我时常为了一点儿小事就不知所措，总是脸红、结巴，当我想要控制自己的时候，总是忘了关键信息。我的压力越大，情况就越难控制。后来我日日夜夜老想着这些事情。当公司提议让我调到一个更闲散的'养老'部门的时候，我就调了，尽管可能会很无聊，但是当时我看不到任何别的出路。"

　　逃避或是抗争，难道我们只有这两种选择吗?

怎样算是意志力消耗殆尽

　　澳大利亚科研人员有一项调查，测验了某校学生在一个学期内不同阶段的自制力水平。结果显示，在整个学期即将结束时，学生的自制力最差。其中缘由，想必普通人也能给出一些解释，诸如心理放松什么的，而专业的心理学家则认为，那是人的意志力达到强弩之末的表现。这些学生在期末的生活习惯证实了心理学家的结论：学生们凡事求快求方便，比如不吃早饭、不洗脸刷牙等。

意志力损耗过多，会变得涣散。比如加班时，有人越到后期越躁动，前期还只是偶尔吸一两根烟，后期吸得越来越频繁，他们认为那是在提神，让大脑更兴奋，殊不知完全无效，因为意志力已经消耗殆尽。

美国佛罗里达州立大学心理学教授罗伊·鲍梅斯特做了一项关于意志力消耗的实验。实验人员让被试者做一些几何题，说是检测智商。被试者为了证明自己智商不低，都非常努力。不过这些被试者不是在正常状态下做题，他们在参加实验之前被要求禁食，做题时正饿着肚子呢。

被试者分为三组。第一组和第二组作为实验组，到一间放着刚出炉的巧克力饼干和胡萝卜的房间做题；第三组作为控制组，到什么都没有的房间去做题。实验人员还对在同一个房间的第一组和第二组做了不同安排：第一组可以随便吃巧克力饼干，第二组只许吃胡萝卜。第二组被试者面对的挑战是最大的，闻着香喷喷的巧克力饼干，却不能吃，这需要很强大的意志力来控制。面对这些诱惑，实验人员想看看被试者能坚持多长时间做这些无解的题目。

结果出来了。第一组可以吃饼干的被试者平均坚持20

分钟；第二组只能吃胡萝卜的，只坚持了 8 分钟；第三组
什么都没有的被试者，也坚持了 20 分钟。第二组最短。

为什么呢？原因在于，第二组被试者必须抵制美味巧
克力饼干的诱惑，消耗了大量的意志力。当意志力耗尽，
他们再也控制不住自己，只能放弃。

在生活中，意志力耗尽的状况随处可见。一个管理人员，
每天开会、加班、做决策、处理琐事，很可能某天只因一
件小事大发脾气；一个人为了减肥长期拒绝高热量食物，
可是突然某天，他开始暴饮暴食；每到周五，上下班的开
车族更容易与人发生争执，别人开得慢或开得快都可能引
来抱怨；坐地铁的人，不经意的碰撞就可能引起争吵……
这都是长时间坚持一件事，意志力消耗殆尽的表现。

这种时候，必须找个方式调整自己。暂时放下，几乎
是唯一的出路。

对于一些"努力奋进"的人而言，他们习惯于迎难而上。
这其实是在残害自己。殊不知，雪松能够承受住大雪的压力，
不是因为它刚强，而是因为它柔韧；那种只会笔直伸出的
树枝，反而会被压断。发动机零件之间需要机油，整部汽
车需要保养，人也不例外。而人的保养，就是休息。

这里要提出积极休息这个概念。积极休息不限于睡眠，而是指一切能够达到放松身心效果的活动，比如聚餐、看电影等。哲学家马卡斯·奥里欧斯提供了一种更高层次的放松，他说，人们为自己寻找乡间、海边、山上的房子等退避之所的做法，都是人云亦云；唯有"退入自己的灵魂里，特别是沉潜在平静无比的思绪里"，才是最安静、最能免于困扰的地方，"内心最好的状态，除了宁静，别无他物"。这简直是一种修炼，绝非一般人所能做到，还是从放慢脚步和生活节奏开始吧。

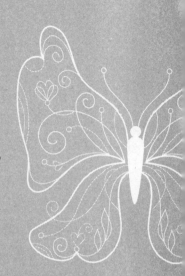

02

**调整节奏，把握平衡，
和过去的自己说再见**

　　无论你的疲惫或压力是心理上的、情绪上的还是身体上的，无论你已经用尽了所有精力还是只是在想办法预防，今后你就明白了在你身上发生的情况并不是微不足道的，首先你得要有准备。最重要的是让大脑得到休息，有时候甚至可以切断和外界的联系，什么都不想。

　　说起来简单做起来难？不一定，只要你选择改变，选择为了得到改善做出一些初步的必要的改变。否则，坏习惯只能长期存在。刚开始不要想着质疑一切，或是质疑自己的生活方式，而是要找到安全空间，让你可以做准备，在接下来的阶段可以思考人生、思考可以调动人生活力的关键……这就好比放在火上的高压锅：首先，你需要打开阀门，释放压力；然后再思考把锅下的火调小的方法就行了。

以你想要的方式，停下来

　　在你愿意的时候，以你想要的形式，停下来休息，以便自我保护，做好应对压力的准备。只要停下所有活动，你有无数选择，沙发上、长椅上、乡下或是海边，处处都可以休息。首先你能找到的休息时间是假期，严格意义上的假期，远离各种社会规范和要求，因为在当今社会就连休闲时光也被要求有效率。这段时间什么都不干，只考虑自己，让脑子放空，让思绪自由翱翔，同时你也可以静心感受自己的身体，听听它想跟你说些什么。压力、疲惫、痛苦？身体的一切都饱含信息，有时竖起耳朵倾听这些信息是很必要的。即使你没什么时间，即使你没有病假，即使你很难待在那儿什么都不做，就连娱乐活动都没有，还是请你这样做，集中精力关注当下。我经常建议人们坐在椅子上，看手表上的秒针走五分钟，当我们停止活动，这几分钟显得异常的漫长……即使你已经感觉筋疲力尽，但是你肯定还剩一点儿精力，并可以一点儿一点儿恢复过来。因此也很有必要休息一下，来感受什么是你疲惫的源泉，同时也要感受你剩下的动力是什么。

守安息日：可以任意支配的时间

安息日的例子尤其耐人寻味，这种仪式在一个固定的时间让施行它的人脱离日常活动与他人建立联系。守安息日是神在西奈山授予摩西的十诫之一，要求本人、家人、仆佣、牲畜，以及客人都停止工作来休息。这样的戒律让人停止生产活动和感受世界，放弃追求无上权力，抽身出来凝视自己周围的世界。这样停止日常的简单劳作，例如做饭（必须在星期五晚上安息日开始之前结束，到第二天夜晚才能重新开始做饭），可以让人们有时间关注和他人的关系，学习神谕，发自内心地祈祷。不必成为犹太人就可以意识到这是一个重要的邀请，甚至是攸关生死的要求：摆脱时间的束缚来拥抱他者，正如人们所说，进入另一个世界。

———————————

如果休息过后你还是感觉疲惫，那就重点向你推荐下面这一步。

门诊医生就可以做一些检查发现某些功能紊乱或是病变：肝炎、糖尿病、单核细胞增多症①等。

———————————

① 单核细胞增多症是一种由 EB 病毒所致的急性自限性传染病。其临床特征为发热，咽喉炎，肝脾淋巴结肿大，外周血淋巴细胞显著增多并出现异常淋巴细胞，嗜异性凝集试验阳性，感染后体内出现抗 EBV 抗体。

把握生活节奏

必须要注意，有些人是早晨型，有些人是晚上型。一般在假期我们可以更好地确定自己的生活节奏：只要记下没有闹钟你在几点可以自然醒，几点会感到疲惫想要睡觉，几点做事效率最高。生活节奏和体温有关，为了身体健康，我们的日间最高体温和夜间最低体温会相差 1.5 度。当我们由于个人原因或职业原因必须要控制自己的生活节奏时，是有一些窍门的：例如，一个早晨型的人必须要晚上活动，可以在傍晚打个盹儿休息 5 到 10 分钟，冲个热水澡来提高体温，暴露在比较强的光线下。总之就是要及时地重建精力，不要过分消耗储存的精力。

通过睡眠来恢复精力也很重要，而想入睡体温不降低是不可能的！为了更好入眠，可以躺在一个凉爽的房间里（18℃~22℃，不能更高）。如果必要可以穿着袜子。事实上，当身体末端热的时候，中心温度反而会下降。睡眠最大的障碍是不停地想事情。关键是要会休息，要切断和其他事情的联系，以便尽快入眠以恢复精神。我们借助于一些方法，例如放松疗法和修身养性都可能帮助睡眠。相反，安眠药并不能提供高睡眠的质量，因为它们一般都会拉长浅度睡眠阶段，而缩短深度睡眠阶段，而正是后者才能令我们恢复精力。矛盾的是，有时候减少睡眠时间反而能更好地恢复。所以，我们可以让失眠的人睡得更少。因为这一夜的睡眠时间减少了，下一夜才会睡个好觉。

你需要静静

我们的生活处在一个永不停歇的声音背景下：手机、地铁、孩子、自助餐店的嘈杂声……必须给自己提供减压的机会。中午不要总和热情的（同时也是咋呼的）同事一起去食堂或是小饭店吃饭，有时也可以一个人在办公室关上门或是在公共花园里享用午餐。摆脱噪音就是摆脱压力。

用最自然的方式重获精力

身体需要阳光，因此留出一些时间享受阳光并且呼吸新鲜空气是很重要的。但是也要注意，享受阳光绝对不是说每年有两周时间无所事事地每天都数小时暴露在阳光下，恰恰相反。为了避免秋风乍起时突发的季节性抑郁，要好好利用好天气，每天早上早早享受阳光：在城市里一个安静角落的露天咖啡馆坐坐，或是按照自己的节奏出去走走。人就像电池一样，应该用最自然的方式重获精力，而户外真的非常有益：新鲜空气可以促进制造红细胞、组织氧化剂以及免疫不可或缺的白细胞。对身体最好的地方是山里，因为海拔越高，越能促进制造白细胞。

被工作吞噬怎么办

　　如果你感觉自己快被工作吞噬了，连脚都抬不起来了，尽量保留或是开始一项完全与工作无关的活动，也就是说，这个活动对您的工作完全没用，比如运动、歌唱。事实上，如果你真的过度劳累，可能很难立刻休息并放空脑子，这项业余活动可以起到减压的作用。如果你过着快节奏的紧张生活，你可以有一个时期继续维持日常活动，但以别的方式让自己的生活减速，有些练习可以让你切断和杂事的联系但并不打扰你的日常活动。例如，高尔夫既能让人集中精力又可以让人在户外漫步，大有助益。其实只要想着并投入另一项解疲劳的活动就行，看电影或读书都是很好的放松身心的方式。

深呼吸的价值

如果你正处在非常兴奋的状态，看到这样的建议会令你非常不快。但是，你尝试了吗？事实上，这是在参加会议或做出重要决定前最简单、最有效同时必不可少的放松技巧。怎么做？坐在一把舒适但不要太软的椅子上，靠着椅子，放松肩膀，呼气，深呼吸五次，不用在意气息。平静的呼吸会让你的大脑觉得你是自己的主人，它会向身体其他部位发出信号，告诉它们一切都很平静，可以放松了。就是这么简单！

发泄情绪的办法

释放压力的一个极为有效的途径是痛哭。痛哭过后，会有雨过天晴豁然开朗的感觉，似乎整个世界被洗刷一新。

不过，现实环境有诸多羁绊，内心的束缚也很难消失，痛哭一场并不容易做到。假如能找到恰当的时机和场合，那就放声大哭一场吧。

除了痛哭一场之外，发泄不良情绪的方法还有很多。比如，让身体感受适度的疼痛和疲倦，打沙袋、重装旅行等运动。

通过购物来犒劳自己，也是一种行之有效的解压方式。有人认为，"拿钱撒气"是不可取的浪费行为，但不可否认的是，这也是一种自我发泄的好方法。何况，购物不一定非得浪费不可，也可以是心仪已久的物件呀！这对于释放压力的效果是极好的。用购物来减压，不仅适用于女性，对男性也同样有效。

另一种非常有效的解压方法，是找人倾诉。向不同身份的人倾诉，效果也会不同：爱人之间互相倾诉可以加深感情，对方的关爱更是平复心灵的良药；家人之间互相倾诉可加固亲情，家人的温暖会让你不那么无助；同事之间互相倾诉能促进互助之情，同事的鼓励帮扶更利于化解工作压力。

必须注意的是，无论向任何人倾诉，一定不要迁怒于对方，切忌发火和抱怨。此外，最好选在心情趋于平静的时刻找人倾诉，以免再次激动，引起二次伤害。

有些压力比较私密，不便向熟人倾诉，那么不妨向陌生人倾诉，比如通过网络聊天的方式。大家素不相识，即使得知彼此的秘密，也没有传播的价值。这使得陌生人之间的倾诉更无顾忌，从某些角度上说，缓解压力的效果反而更好。

最专业的倾诉对象，是心理咨询师。心理咨询是解决心理问题最直接有效的方法，一方面，面对医生时，人们会因为患者身份而抛开顾忌，更可能尽情、自在地倾诉；另一方面，心理医生较之于普通的倾诉对象，显然更专业，更有经验，更能切中要害。

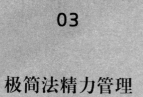

03

极简法精力管理

以下这些事情会让我们感受压力，消耗精力直至筋疲力尽，会令我们的生活复杂化。它们消耗生命力。如果说有些事是突然发生的，而另一些恰恰相反，就是日常生活的一部分，它们在我们完全没有意识到的情况下逐渐碾压我们。第一种既然是不可预知的，那么想要事先做准备也是白费功夫。相反，第二种是我们生活的一部分。所以我们要找出这些事情，尽量清除它们或减少它们所带来的冲击。

整体自然疗法关注人体的各个层面——身体层面、精力层面、情绪层面、智力层面、精神层面、社会文化层面以及自我与世界关系层面，它经常会关注那些让人逐渐失去活力，阻碍人生之流平缓前进的因素。下面就列出了这些因素，当然并不能穷尽所有。感谢我的老师，现在仍深深影响我的自然疗法治疗师丹尼尔·基佛给予我灵感。

清除不该存在的东西

压力分为两种。一种是某事处理起来有难度，给人以直接、具体的压力，比如限期完成某项任务；另一种压力是我们猜测某事难以办到，于是产生压力。后一种压力只存在于臆想中，并不是真正的压力。

在现实生活中，经常出现一种情况：问题还没扛上肩，我们就被压垮了。这种无中生有的压力，是我们最先要清理掉的。

真正的压力，其困难程度会随着被解决的程度而减小，最终变为零。如果只是站在困难对面，凭空想象它，却不迈出第一步去解决它，它就永远在那里，而且随着你的猜测，越发显得困难；同时，你的压力会越来越大，你会越来越无助。

打破想象中难度巨大的幻象，戳破越来越大的压力，只需一次大胆的尝试。有时候，突破我们内心的畏惧，行动起来，会发现真实的困难比想象中小得多，甚至可能根本不存在。这种实际上并不存在的压力，最典型的例子是恋爱中自我贬低、不敢表白的苦恼，事实上，也许只需一句话，就能戳破"困难"，让压力瞬间烟消云散。

学会拒绝

有些事情既不是你喜欢的，也不是必要的，那就干脆拒绝，以便把精力节省下来。

想一想，在生活中，有哪些事需要拒绝呢？

第一，没有意义，浪费时间的事情。有时候，我们会漫无目的地做一些事，仅仅是因为习惯了。不少人上班后第一件事是看新闻，并不是他热衷时事，而只是习惯，一种机械性的习惯，一种无意识的行为。这种行为，既没有满足内心的任何需求，也与工作无关。那为什么还要做呢？他自己也不知道。

第二，不是分内的事情。总有人喜欢给别人添麻烦，把责任推给你，或者拉你做伴。虽然助人为乐是好的，可如果连别人强加给你的事都接下来，就是纵容别人侵犯你的时间，不珍惜自己的精力。有时候，做"好人"不意味着善良，而是没有原则。

第三，网瘾。这大概是目前最浪费时间也最容易上瘾的事情了。网络游戏、社交网站、网购、八卦新闻等，对不同的人形成不同的诱惑。手机、电脑随时随地会让你浪费时间。你必须对这些说不。

为了让自己的精力不被互联网分散，斯坦福大学的劳伦斯·莱斯格教授做出了一个重要决定：每年都关掉自己的网络一个月，连打电话的次数也尽量减少。即使平时，每当他需要集中精力的时候，就会关闭网络。

你也可以像他这样做。但很多人会提出反对意见："那我可能会错过一些重要的事情！"真的有那么多的事情需要网络来解决吗？如果你觉得一个月确实会耽误一些事情，那么几个小时呢？或者每个月的某几天怎样？你至少可以试试，在下班后不开电脑，不玩手机。

拒绝以上几类事情，仅仅是一个开端。更重要的是，你必须思考，你的生活中应该有什么，不应该有什么，这样精力才不会随便浪费掉。

抛开过去

一战时期的英国首相戴维·劳合·乔治（David Lloyd

George）有个著名的习惯，就是"随手关上身后的门"，他说这个很有必要，因为当你关门时，也将过去的一切留在后面，不管是美好的成就还是让人懊恼的失误，你又可以重新开始了。

可是，我们很多人都有一个毛病，就是喜欢回忆过去的错误和失败。所谓的过去，不一定很遥远，即便昨天刚刚发生的事，一旦发生就已经成了过去。

丹麦大学生安杰森独自到美国旅行。他入住了华盛顿的一家酒店，下一站是芝加哥。晚上睡觉前，他发现护照和钱包不见了。于是急忙联系酒店经理，同时通报丹麦使馆自己护照遗失。酒店经理答应尽力寻找，并且让安杰森在有消息之前待在酒店里。

第二天早晨，困在房间里的安杰森忽然想到："这是我第一次来华盛顿，虽然出了点小状况，但我毕竟到这里了。护照丢失，暂时对我没有影响呀！手里还有一点零钱，可以去观赏华盛顿的好多地方呢，实在不行，徒步游览有何不可？昨晚不愉快，但今天可以过得愉快呀！"

安杰森真的徒步游览了华盛顿的许多景点。而且因为徒步，他对这个城市感受得更深。晚上回到酒店，酒店经理已经帮他找到了丢失的东西。

这是真正的洒脱。就算失物没有找回，既然事情已经发生，又能怎样呢？不要让过去的坏情绪压在今天的你身上，更不能带到未来。我们应该像戴维·劳合·乔治那样，"随手关上身后的门"。

过去的不愉快经历，每唤醒一次，就折磨自己一次。这种折磨既是心理上的，也是生理上的：无论压力反应是剧烈还是轻缓，都需要压力激素的参与，而压力激素的过量分泌对身体是有害的，比如皮质醇，它好比一种腌料，浸泡我们的身心，迟早会让我们疲软，失去原有的鲜活性。

正视自己的情绪

出于对家人、朋友、同事、上级或下属的责任，我们每个人不得不在某些时候压制不良情绪，强颜欢笑。肩上的责任越重，这种情况的频率越高。而长期强颜欢笑会使人感受不到真实的自己，产生沮丧、烦躁、迷茫、乏力等感觉，长此以往，内在活力会被抽干，身心健康遭受严重损害。

实验人员把服务行业从业者作为对象，如餐厅服务员、商场售货员和飞机乘务员，研究其在被迫情况下展露笑容对人的影响有多大。一组被试者允许表达情绪，当顾客有意刁难时可以辩解，表达内心最真实的感受；另一组必须伪装情绪，即遭遇顾客刁难时要假装微笑，展现良好的职业形象。

实验人员在被试者身上安装了测量心跳的装置，结果显示，可以表达真实情绪的被试者在抗争时，会因为生气而心跳加速，但是过后很快就恢复平静；而假装微笑的被试者，心跳一直处于加速状态，实验结束后很长时间也无法平静。

发自内心的笑容，会促进身心健康；而伪装的笑容，则会伤害我们。

事实上，大多数情况下，强颜欢笑并非必须。即使从事服务类行业，也须张弛有度，否则难以长期保持良好的职业状态，总有一天会垮塌或爆发。而在亲人、朋友和同事面前，袒露情绪虽说可能引起少许摩擦，但从长远看是好事，毕竟，长久的相处需要真正的沟通，掩饰情绪得不偿失。

及时总结

西方心理学家契可尼曾做过一系列有趣的实验。她让被试者做一些非常简单的事情，比如用线按照固定模式把一些形状和颜色不同的珠子穿起来、背诵一首自己喜欢的诗、倒数指定区间内的数字等。由于时间限制，被试者可能来不及完成某些任务。实验结束后，契可尼要求被试者回忆刚才做过的事情，结果显示，对于那些已完成的事情，被试者只能回忆起43%，而未完成的，却能回忆起68%。

这就是著名的"契可尼效应（Zeigarnik effect）"：对于已完成的事情，人们很容易忘记；而对于未完成、无结果的事情，人们难以忘怀。

这似乎违背了人们的认知。完成某件事通常令人愉快，按理来说更应该记住；相反，未完成意味着遗憾甚至痛苦，按理说更应该忘记。事实恰好相反。"契可尼效应"对人的影响并不好。未完成的感觉会潜藏心底，占用着心理空间，其损害是无形的。

想要消除损害，最彻底的办法是去完成那些未完成的事情。当然，这只是理论上的好方法，落实起来不一定行得通。有些事是可以继续并完成的，有的则不行。如果有机会去完成，当然要抓住机会；没有机会去完成的，不妨"替代性完成"，例如，治疗失恋的最佳方案是用新恋情来替代，这比念念不忘好得多。

戒掉不好的习惯

由于耕种，养殖，冷冻和保存方式越来越工业化和化学化，我们的食物也越来越没有营养（二战以来，食物中的营养可能流失了 30%~60%）。另外，我们买了食物之后还会保存相当长的时间，这也会加重营养的流失。最后，食物的烹调方式，尤其是煮、炒、煎、炸，会令食物中仅存的酶和维生素流失。

我们摄入的各种有毒物质会过度使用"过滤性器官"，例如肝脏、肠或肾脏，还会阻碍机体代谢。这些有毒物质既包括某些食品，如咖啡、酒、糖分、汽水、肉、饱和脂肪等，也包括重金属，如汞、铅等，此外还有口服避孕药等药物，以及我们呼吸的空气和饮用的水中的有毒物质。

尤其是咖啡，很多人非常喜欢，但是对身体没有好处，要对它保持警惕。咖啡的确富含抗氧化剂，但是抗氧化剂真的好吗？有些人对咖啡的承受力很好，但是它是很强的酸性食物，会促使矿物质流失。尤其是对于女性而言，会刺激肠胃黏膜。另外，有研究者怀疑它会引发男性的前列腺疾病，并且对高血压、心悸、焦虑甚至是忧虑有影响。如果说它会带来一些保护性物质，但是它也会促使一部分锌、钾和维生素 B1 流失。因此，它的醒神作用对机体来说是要付出代价的，要格外注意。最好少喝咖啡，可以偶尔享受一次，或是某些情况下（例如在开始长途旅途之前）可以把它当作有效的滋补药。

酒是人类的另外一个朋友。法国医生的研究表明，情绪崩溃和饮酒有关。另外一些职业群体，例如牙医或是某些社工，也观察到了饮酒和他们的职业领域的关系。虽然它暂时可以给人一种放松的感觉，但是这种感觉不会持续，相反还会令人感到难受，引发睡眠问题，嗜睡，情绪抑郁和易怒。在某些情况下，酒精会对五羟色胺有不良影响，它甚至会加重抑郁症。

损伤我们身心活力的，除了某些食物和饮品，还有药物。

以现在广泛使用的抗抑郁药物"SSRI"为例，该药全名为"选择性血清素再吸收抑制剂（Selective Serotonin Reuptake Inhibitor）"，由于血清素学名为五羟色胺，故而此药又被称为"选择性五羟色胺再吸收抑制剂"。血清素是大脑的一种分泌物，能够改变人的情绪，让人产生美好的感觉。分泌血清素的大脑细胞，负责分泌的同时也负责回收（再吸收），而 SSRI 的作用机理就是：促进释放新血清素神经元的生长，同时阻止血清素分子回到释放它的细胞里，增加血清素的产量。如此一来，大脑中血清素的使用状况得以改善，也就改善了情绪。作为精神药物，SSRI被认为是极为安全的，在很多国家广泛使用。

但是，近些年里，SSRI 的安全性受到广泛质疑。我们甚至不考虑这些质疑也知道它必定有副作用：所有药物都有副作用！

在古老的东方，中医明确提出"是药三分毒"。在中国人看来，所有物质，有好的一面必有坏的一面，过度摄取必将带来恶果。按照中医的说法，哪怕粮食也有副作用，我们在吃粮食，粮食也在吃我们，因为消化是要耗费元气的。

在药物的使用上，东方人的智慧值得我们借鉴。东方人更多地使用纯天然植物入药，这比西方人采用化学制剂更安全。比如，同为抗压，具有镇静作用的花草茶，如甘菊、猫薄荷、香峰叶、卡瓦胡椒和缬草的副作用就比纯药物小。

如果不吃药还有其他可行方法，就应避免吃药。事实上，药物治疗时常带来坏的心理暗示，而对药物的依赖更会损害心理健康。

避免消化疲劳

食物能令我们疲惫不光是因为它缺乏营养，会带来某些有毒物质，还因为它会造成消化疲劳：饭吃得太多或是太复杂（就是所谓的"混食者"）都会加大消化压力，甚至一直在消化，长期如此会令消化腺枯竭。

肠道紊乱可能与微生物、寄生虫或是真菌有关。它们可能是由于错误饮食，过度服药引起的。微生物、寄生虫或真菌会对肠道生态群的数量和质量有影响，会引发吸收问题，使身体缺乏营养，从而导致免疫功能下降。

避免过劳

有意识的肌肉过度疲劳是由于过度体力劳动或过度运动造成的。过度使用身体会损耗蛋白质储存，并加速细胞氧化作用（这样会释放出大概平时十倍量的自由基）。虽然建议大家即使在筋疲力尽的情况下也要从事体育运动，但是运动项目一定要谨慎选择：这时一定不能去跑马拉松！在我看来，在疲劳的时候冬泳也是需要讨论的。如果水够热就可以游，但是如果对我们来说很费力，而且可能会对免疫系统造成不良影响就不能游。即使愿望再美好，粗暴地对待身体也只有坏处，没有好处。

无意识的肌肉过度疲劳则涉及更多身体部位。表现为肩部、下颌和其他身体部位的压力和轻微挛缩，毫无疑问，这是由于我们要承受的压力引发的。

无所事事的危害

这是现代社会的大问题，无所事事会引发低氧化、代谢减慢、增重、硬化、排泄器官功能衰退甚至抑郁等问题。

氧化应激

氧化应激的原因多种多样，会毫不怜悯地使人衰老：紫外线、烟草、酒、污染、某些药物、重金属，还有慢性感染或发炎都会悄悄地令我们筋疲力尽。

精力障碍

从另一个层面上来说，精力障碍限制生命力的自由流动：补牙银粉，没有愈合的伤口，骨科封闭或是超重都是精力障碍，还包括过度使用电脑、手机、石英表、化纤衣物。

走进自然

缺乏阳光是失去活力的一个重要原因：衣物、云层、污染以及怕晒太阳都把我们和这个精力的重要源泉隔离开。
虽然说过度日晒确实危险，但是人类也不能一直不见太阳，
人们已经意识到适当的阳光对健康的重要性。

　　不接触大自然可能比我们想象的更损耗精力。如果你
想要精力得到改善，重获精力，那么从各个方面接近大自然：
抚摸大树（或是您的狗），在布满清晨露水的草地上光脚
散步，观赏日出日落，和儿孙一起堆沙堡，还有很多其他
办法都可以让你和生命之源建立联系。

04

从自己身上获得正面情感

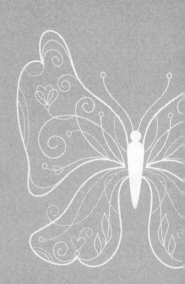

正确认识自己

在希腊的福基斯市，有一座帕尔纳索斯山，山脚下有一座著名的神庙，叫德尔菲神庙。神庙建于公元前 9 世纪，传说是太阳神阿波罗为自己建造的，建成后，古希腊各位神灵都在这里向凡人传达神谕。史料记载的神谕约有六百条，其中最著名的两句刻在庙墙上，一句是"认识你自己"，另一句是"凡事勿过度"。

"认识你自己"含义很深，大致可以理解为我们的外部世界纷繁复杂、变化多端，如果我们总是盯着外界，根据外界认识自己和调整自己，我们会疲于奔命却收效甚微。不如向内认识自己，确立自己，以不变应万变。

认识自己，才能调整自己，准确地实现自己。这既包括世俗层面上的，比如财富和成功，也包括精神层面的，比如心灵的安宁。

科学地进行自我评价

对自己的评价，通常从三个方面进行：一是生理上的评价；二是心理上的评价；三是社会能力方面的评价。

生理评价包括外貌、体重、身高、体能等；心理评价包括性格、情绪、意志力、爱好等；社会能力评价包括人际关系、自我定位、社会角色等。具体评价方法，可从以下三个方面着手：

首先，可以问自己，在生理上，自己有什么不满意的地方；在心理上，自己有什么不满意的地方；在社会能力上，自己有什么不满意的地方。

其次，要看看哪些是可以改变的，哪些是不能改变的。

最后，对于不能改变的，请告诉自己接受它们；对于能改变的，写出改变的方法。

你可以制作一张表格，将相关内容填进去。以下表格可供参考：

	能够改变的	如何改变
生理上的	1. 2. 3.	1. 2. 3.
	不能改变的 1. 2.	如何学会接受 1. 2.
心理上的	能够改变的 1. 2. 3.	如何改变 1. 2. 3.
	不能改变的 1. 2.	如何学会接受 1. 2.
社会能力	能够改变的 1. 2. 3.	如何改变 1. 2. 3.
	不能改变的 1. 2.	如何学会接受 1. 2.

以上只是模版，可根据自身情况细化。比如，能改变的可分为：以现在的能力，立即就能改变的；需要花很多精力才能改变的。类别细分之后，再分轻重缓急。开始实

施后，不妨先攻破容易的，这样较难的就会变得容易起来。切忌因为一时无法改变而自我贬低。

与自己和平共处

数不清原因，理性的或不理性的，可能都会让人不爱自己，不会爱自己，不能接受自己的样子，最终因为太想要成功开始虐待自己，不能听听自己到底要什么，完全筋疲力尽。家族遗传、童年经历、感情创伤或是对社会要求缺乏鉴别力，这么多的原因都可以解释我们为什么偶尔狂热地想要切断自己和自己的感受之间的联系，以达到或背离别人给自己选的或是自己选择的目标。没有现成的解决办法，没有万能的灵药。必须要讲出自己的经历、自己的痛苦，让它们浮现出来，找到意义，认识到这些问题，讲出来，接受它们，最终和它们和平共处。这样的工作一般需要在一个心理治疗师的陪伴下进行，不论他是否顺从您，只要您感到和他在一起舒服，就请相信他。

适度地自我怜悯

在一般人眼中,自我怜悯被看作懦弱的表现。但一些心理学家却认为,人受到挫折后,适度"自悯"有利于适应新生活,早日走出消沉。

美国得克萨斯大学心理学教授克里斯汀·内夫(Kristin Neff)结合东方佛学思想,提出了"自悯"的概念。他从三个层面诠释了自悯:首先,适度自怜才能不苛责自己,犯了错误能包容自己,善待自己,而这是心理健康不可或缺的;第二,自悯的人有一个普遍认识,认为凡事没有十全十美,人也一样,都会有缺点、犯错误,应该接纳不完美的自己;第三,自悯的人都有一个正念,能积极看待自己的遭遇,接受并努力改善。

低自悯水平的人,对自己要求过于严苛,在面对挫折时更容易自我贬低、绝望乃至放弃,或自我压制过度而导致崩溃。相比之下,高自悯水平的人柔和得多,理性得多,他们更多地采用积极的情绪管理策略。

美国亚利桑那大学做过一项研究,验证自悯水平对离婚后情感恢复状况的影响。

被试者是 105 名刚离婚的男女，婚姻平均持续 13.5 年，离婚带来了不同程度的感情创伤。实验人员要求被试者回想前任的相貌 30 秒，随后谈论离婚给自己带来的影响。谈话被录音，并由 4 名专家对录音进行判断，给发言者的自悯水平打分。

第二阶段的实验，是对被试者进行跟踪调查，时间点分别是 3 个月后、6 个月后和 9 个月后。结果显示：高水平自悯者从离婚创伤情绪中恢复较快，低水平自悯者恢复较慢，自悯水平直接影响消极情绪修复能力。

长期以来，自我怜悯被当作负面情绪。有人有时会觉得自己可怜，却不愿承认，而是努力忽视它的存在，压制它。这种表面的坚强并不利于情绪的调整。

自悯是一种看待自我的态度，更具有"呵护""关爱"的意义。在纷繁复杂的社会中，个人的渺小和脆弱是毋庸置疑的。承认它，然后处理它，要比故作坚强有用得多。

不苛责自己，接纳自己

我们的行为受两大系统的影响：奖励和惩罚。当没有人关注我们的时候，坏心情随之而来，压力增加，我们会感到疲惫。要马上停止这种不公平的状态，你可以列出每日总结：正面的事情列一边，负面的列另一边。这样，你可以通过白纸黑字看到自己做了哪些正面的事。这真的是保持自我尊重的好办法，而且自身的正面形象也是精力的源泉。

注意兴奋剂

在所谓的精神疲惫的情况下，身体似乎在喊停，而焦虑和精神压力会让我们坚持下去。事实上，抑郁会令人疲惫空虚，而与之不同的是，焦虑反而让我们一直坚持。在这种情况下，我们越累，就越会损耗自己储备的精力来与疲劳感抗争，直至崩溃。因此，烟草并不只是剥夺了我们的新鲜空气和氧气，它还非常损耗维生素 C，但是在这样的时候我们正需要维生素 C。咖啡也是一种兴奋剂，尽管每个人对咖啡的承受度不同，但是它会伪装报警信号，促进精力的消耗。

尊重自己并不意味着放任自己，而是正视自己的优点与缺点，不因为优点而骄傲，也不因为缺点而自卑。自我接纳是心理健康的前提，能够自我接纳才能充满自信。

想要做到接纳自我，首先从观念上要有所转变：

1. 人无完人，我有缺点，他人也有缺点，所有人都有缺点，我完全无须自卑。每当你为自己的缺点而焦虑时，就想想这句话。

2. 不要苛责自己，但也不能放任自己。如果犯了错，自我责怪于事无补，要用行动去弥补过错。记住，是弥补过错而不是责怪自己。

3. 如果你的情绪"犯了错"，出现坏情绪，不要责怪自己。你应该先承认坏情绪的存在，告诉自己，坏情绪并不可怕，所有人都会遇到。而且，坏情绪不见得一定是坏的，它可能是一种发泄，也可能是在提醒你，必须调整状态了。接纳它，然后解决它。

4. 无条件接受自己。不要觉得只有长得漂亮、能力突出、各方面都优异的人才有资格被自己以及别人接纳。世界很大，但你才是最重要的，不接受自己相当于抛弃了整个世界。何况，任何事情都既有好的一面，也有坏的一面，缺点换个角度就是优点，比如神经质通常说来是缺点，但神经质也意味着敏感，在野外，神经质的人会最先发现危险，在科研上，他们会注意到被人忽略的事情。

最有能力爱你的，是你自己。要对自己满意，不因外人的评价而看低自己。没有任何人可以取得所有人的赞同。事实上，别人根本没有那么在意我们。

有位年轻作家，刚到纽约就接到了马克·吐温的宴请。宾客有三十多人，都是有头有脸的人物。入席时，年轻作家紧张得发抖。

马克·吐温问他："你是不是哪里不舒服？"

青年回答："我紧张得要命，大家也许会让我发言，可我根本不知道该说些什么，肯定要出洋相，遭到嘲笑。"

马克·吐温笑了："这有什么好怕的！他们也许会让你发言，但是所有人都不指望你说出什么惊天动地的话来。"

这个故事多少让人有些沮丧，但请相信事实就是这样。在别人眼中，你并没有自己想象的那么重要，所以不用因为别人的眼光而困住自己。

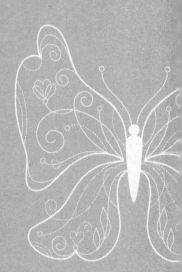

05

目标明确才能动力十足

每当你找不到存在的意义

缺乏生活意义会让人变得没有根，没有激情，没有动力，没有创造性，在生活中和精神上都没有信仰，这样就很难理解为什么（尤其是有什么用）早晨要起床。

怎样重拾激情呢？

人人各不相同

虽然这些因素最终会削弱个体，但是我们知道个人特点对于应激反应的出现也会起到根本作用：对压力因素（例如要加班，工作时间改变，不同的组织）的判断显然因人而异。一些人从中可以看到施展个人能力的挑战，另一些人只能从中看到危险。个人特点也会影响我们应对这些刺激时的能力和我们调动的资源。有些人比别人更适合控制场面，调动自己的能力，获得同事的支持和知道自己的极限。也有些研究是针对个人期待，以及期待和现实之间的差距。研究还涉及了社会人口学变量，以及男性和女性之间的差异。研究详细地分析了促进精力消耗的因素，但同时也分析了限制它发展的那些因素。

情感心理隔离

情感心理隔离可能会引发情感缺乏，就像我们说缺乏矿物质或缺乏维生素一样。不爱社交，缺乏社会支持，家庭生活和职业生活的矛盾，被抛弃感、无能感和被驱逐感会令人焦躁，接着抑郁。是的，人类是"社会动物"，共享生活经验是心理平衡的基础。

重拾热情

重拾热情（从法语词源的角度来说，表示神的驱动）就好比是一个慢慢爬坡的过程，需要耐心：要重新找到自己的特点，和身体妥协，重获信心，向他人敞开心扉，当然开始是腼腆的，后来就越来越有自信，还要不断在内心和自己之外追寻生命的意义。

看着面前的半杯水，突然笑了，表现出自己的满意，采取积极的态度，这就是热情，发自体内的生活力量，富有创造力，能带来活力，还能感染他人。热情既涉及我们

的身心又涉及我们的精神。正如哲学家罗贝尔·密斯拉伊
(《愤怒时的热情和快乐》的作者，出版于德尔维出版社）
在《心理学杂志》中解释的那样："热情问题是所有人都
要经历的问题。怎样跨越日常的痛苦和幻灭？首先，不要
老想着自己是个例外。然后，不要老觉得自己是无辜的。
最后，尤其是不要觉得自己没有价值。所以，第一步，找
回自己做决定的能力，自由的能力和想要生活的能力。有
时要能承受创造性的孤独。"

　　热情不是一种感情，而是令我们有向往的力量，是我
们行动的动力，是我们随时可以感受巨大快乐的可能性。
那么，正如密斯拉伊解释的，最好不要坐等解决办法从自
身之外过来，不要老是做生活给我们安排的事情，而是要
平静地转向自己的未来。要懂得尊重并慷慨大方，事情总
是会向好的方向发展。他解释说："我只是让你认真地思
考一下你自己的生活和你拥有的平静的力量。"热情就是
向往的快乐，对万物的好奇心，心中有爱。要重拾热情，
你要确定你自己的目标，新的目标，更个人化，更令人充实。
正是在追寻未来的路上你才会有热情，但是这个未来不是
任何人描画的，而要是你自己创造的。它要接近你内心深
处的愿望，不是肤浅的或照抄来的。要怀疑已有的模式和
成规，要靠自己的想象力来发掘未来。

　　热情的问题首先是一个存在的意义的问题。要明白，我们整个生活最大的喜悦就是无论生活提供给我们什么样的条件，我们都可以选择用积极的态度去面对而不是消极地面对。但是这个选择并不是一个简单的自动决定的态度。这里讨论的并不是库埃方式①，而是关于人类境遇的思考：如果我们决定玩转生活，最重要的是要明白，自己是自己最好的盟友。在你的内心深处可以找到深深快乐的欲望，这种快乐比日常生活转瞬即逝的快乐更牢固，更永恒。我们应该参考这种完满的，令人向往的快乐来确定自己的生活目标。我们应该要主动而富有创造性：决定进行充实自我的学习，掌握一段关系，计划一场旅行，发现一项快乐。你应该尽一切努力来实现计划。你的热情由于你确定的目标的价值而流淌。首先，你要知道，没有命中注定，没有必须，所有人都是自由的（尽管人们都喜欢忘记这一点）。正是这种大家都拥有的自由展开了未来的可能性，让我们可以足够自信，让我们不用依赖幻象，不过分天真。要战胜的困难也是这种自由的一部分。

　　先经历空虚和危机并不是灾难性的，这是人生的一部

①　库埃方式，又称库埃疗法，是指通过人内心强大的心理暗示来解决现实中的一些问题和麻烦，一种不依赖外力外物自我修复的方法。

分，可能带来很多好处。在一次危机后，你面前有两条路：或者是任凭事情发展，躺在被子里抱怨，最终进入一种心理死亡状态；或者做出反应，切断妥协的可能性，面向未来，重新开始生活，让你的未来充满希望。不要相信别人跟你说这不可能：过去只有我们赋予它的力量。为了抹去过去就要创造更有力，更令人向往，更统一的未来。动起来，认识自己内在的力量，创造你的第二次生活。相信自己能重新塑造自我和过上新的生活。我们总是可以做出主动的自由的选择，拒绝抱怨，拒绝忧郁，拒绝恐惧，以开放和贪恋美好的心态接触世界。永远不要停止学习，这样才能发现自己身上和自己之外的珍宝，独自或和别人一起更好地爱自己。

最坏的境遇，不过如此

当生活失去意义，热情不再，我们就会气若游丝，瘫软得像一摊泥。这种虽生犹死的状态绝非一朝一夕形成，而是长期的压抑、失望、沮丧、挫败感累积的结果。要想从瘫软状态中解脱，必须从根源上入手，首先要确认的是，你的生活真的压力重重，无力回天，看不到一丝希望吗？

任何人，包括大部分成功者，都不是一帆风顺的。人人都承受着各种压力，面临各种挫败。如果你觉得自己处于无比巨大的压力之中，你不妨问问自己：这是最坏的状况吗？如果状况达到最坏会怎样？又能怎样？

我们若能接受最坏的，就再也没有什么可怕的了。这对坏情绪不啻釜底抽薪。

我们永远想不到一个人可以有多么悲惨。当你自认为悲惨的时候，很可能离真正的悲惨还很远。既然如此，你就应该坦然面对自己的处境，接受它，然后改变它。

美国的"琼斯乳猪香肠"是以威斯康星州的农场主琼斯命名的，也是他发明的。一次意外使琼斯瘫痪了，但他勇敢地告诉家人说："从此以后，我要用大脑来养活你们，你们代替我的双手就可以了。"在家人的配合下，琼斯进行市场调研，搜集大量数据并进行整理，然后果断地将整个农场都改种玉米，并用玉米养猪，把乳猪做成香肠，结果这种香肠卖得火热，成了家喻户晓的美食。

琼斯所说的"大脑"，不是其感性部分，而是其理性部分。

他冷静地看到痛苦无益，于是充分调动自己的智慧，终于变逆境为坦途。走出逆境，始于对逆境的接受，而不是始于逃避和抱怨。

法国作家罗曼·罗兰说："痛苦是一把犁，它一面犁破了你的心，一面掘开了生命的新起源。"尼采说过类似的话："极度的痛苦是精神的最后解放者，唯有此种痛苦，才能强迫我们大彻大悟。"看来，痛苦具有正反两面，一面使人消沉乃至放弃，一面使人奋进。痛苦越是严重，使人彻悟而重获新生的可能性越大。

通过正面信念冥想，克服消极情绪

大脑中负责情绪的区域主要有：杏仁体、大脑前额叶皮层和海马体。

杏仁体有产生情绪的功能。加州理工学院神经外科与心理学教授拉斐·阿道夫发现，杏仁体是各种负面情绪的主要神经关联点，是释放负面情绪的指挥部；而快乐情绪的产生，杏仁体贡献不多，要靠前额叶皮层等其他部分共同参与。

国际脑科学界普遍认为，抵抗和消退负面情绪的神经生物学机制，包括前额叶皮质对杏仁体进行控制，以及海马体的协助。海马体负责记忆和搜索，为前额叶皮层提供信息支持。

负面情绪的泛滥，意味着杏仁体不受约束地传递出信息，诸如愤怒、焦躁、惊恐等，而前额叶皮层却不能有效阻止。杏仁体与前额叶皮层之间的关系是不平等的，杏仁体更强势。这甚至会改变大脑结构。

大脑的神经元之间用突触连接起来，两个突触经常受到刺激，它们之间的联系就会被强化；反之，如果缺少刺激，联系就会弱化。杏仁体的强势地位和前额叶皮层的弱势地位，如果持续太久，会造成大脑生理上的变化：杏仁体到前额叶皮层的连接，将会远远多于前额叶皮层向杏仁体的连接。也就是说，消极情绪将以生理的方式固定下来。这是非常可怕的！

要阻止这种情况的发生，必须改变两者之间的不平等地位，促使前额叶皮层向杏仁体的连接增多。

最直接的方法是手术，不过实际操作面临诸多难题。其次是药物治疗，目前相关药物围绕"镇定"作用展开，但效果有限，且安全性饱受质疑。

目前所能找到的最安全的方法，是信念疗法。简单说来，就是调动积极信念，使大脑前额叶皮层处于活跃状态，刺激前额叶皮层向杏仁体的连接，促使前额叶皮层的力量超过杏仁体，处于优势地位，这样，消极情绪就会得到有效控制。这里的关键，是需要多次重复。

有16名被试者参加了为期8周的"正念减压疗法"训练，即调动正面信念来减压的训练。训练结束后，科学家用核磁共振对他们的大脑皮层进行扫描，将扫描结果与没有参加训练的对照组进行对比，结果显示，被试者的杏仁体灰质比对照组要薄一些。这意味着，通过正念冥想，大脑的结构可以在一定程度上被重塑。

大体说来，用正面的信念刺激大脑，扭转大脑中杏仁体一支独大的局势，是从生理上克服消极情绪的有效途径。

你的瘫软乏力，也许只是"习得性无助"

1967年，美国心理学家马丁·塞利格曼做了一组实验。

他把一条狗关进装有电击器的大笼子里。蜂鸣器一响，他就启动电击器，强度刚好能让狗感受到痛苦，却又不会受伤。刚开始时，狗会哀叫、狂奔，想要逃到笼子外面去，可是经过多次实验之后，它发现自己无法逃脱，就放弃了努力。只要蜂鸣器一响，它就绝望地趴在地上不动弹。

后来，塞利格曼把它放进另一个笼子。笼子中间有一块狗能够轻易跨越的隔板，隔板的一边装有电击器，另一边没有。当蜂鸣器响起，这条狗本可以跨到隔板的另一边，摆脱电击，可它只是惊恐地卧倒在地，呻吟和颤抖，绝望地等待痛苦的降临，根本不去尝试逃脱的可能。这种绝望的心理状态，塞利格曼称之为"习得性无助"。

为了找到防止"习得性无助"心理产生的方法，塞利格曼又设计了一个实验。他把没有经过电击的狗放进有隔板的笼子里，然后启动电击器，这些狗全都轻易地逃到了另一边。之后，再让它们参与第一个实验，发现这些狗陷入"习得性无助"的概率大大降低。

由此可见，在经过不断的努力却失败之后，个体确实会丧失自信，产生绝望的心理，行为变得消极。这种情形不但出现在动物身上，在人类身上也有所体现。

1975 年，塞利格曼再次做了一个实验，受试者换成了大学生。大学生被分成三组，第一组必须一直听一种噪音，而且不可以让它停止；第二组大学生也听这种噪音，但是可以通过努力让噪音停止；第三组是对照组，不用听噪音。在经过多次重复实验之后，受试者被要求参加另外一种实验。实验装置是一个"手指穿梭箱"，当受试者把手指放在箱子的一侧时，会听到一种强烈的噪音；放在另一侧时，就听不到这种噪音。第一组大学生在听到刺耳的噪音时，会任凭噪音一直响下去，而不会把手指移到箱子的另一边；第二组和第三组在经过一番尝试之后，把手指移到了箱子的另一边，避开了噪音。实验结果表明，人和动物一样，也受"习得性无助"的影响。

是啊，在现实社会里，只要我们细心观察，就会发现：如果一个人总是失败，那么他就会像实验中那条绝望的狗一样放弃努力，即使可以轻易做到的事情也不再尝试，从而失去更多的机会，最终陷入瘫软状态。

"习得性无助"最大的危害，是屏蔽了某些实际上可以做到，甚至轻易就可以做到的事情，让我们糊里糊涂地陷入"无能为力""只能听天由命"的状态中。事实上，打破它是非常容易的，只需尝试一下即可。

如果你总是疲乏无力，不妨问问自己：那些"很难"的事，你真的试着去做了吗？

行动起来试试吧，一定有惊喜！

有了"喜欢的"，才能承受"不喜欢的"

生活当中，谁都避免不了要去做自己不喜欢的事情，有些我们不喜欢的事甚至是必须去做的，比如，工作，并不是每个人都热爱自己的工作，但是为了生计必须要去做。因为不喜欢这件事，自然没有兴趣做，迫于压力不得不做时也极易产生疲惫感，这本是人之常情。但是，如果明确知道之后会有一件愉快的事等着自己，那么即使必须首先完成那件自己非常不喜欢的事，人们会不会更有干劲呢？比如，给工作制定一个目标，计划着实现之后犒劳一下自己，到早就想去的国家旅行。答案已不言自明了吧，事实上这一点在心理学上早已得到证明，那就是普雷马克原理。

普雷马克原理最早是由心理学家普雷马克提出的，他认为，用喜欢的行为来强化不喜欢的行为，能够促进人们完成不喜欢的行为。

为了证明自己的观点，普雷马克曾经在 1959 年做过一个实验。他找了一些孩子，随后拿出糖果和游戏机让这些孩子在其中选择一种。有些孩子喜欢糖果，有些却喜欢游戏机，于是这些孩子自然地分成了两队。

随后，普雷马克正式开始进行自己的实验。他对那些选择糖果的孩子说，如果你们想要得到更多的糖果，就必须去打游戏机。而对那些选择游戏机的孩子说，如果你们想要有更多的时间来打游戏机，就必须要先吃掉一些糖果。结果，虽然不喜欢，但是想要得到更多糖果的孩子还是选择了去打游戏机；而想要用更多的时间去打游戏机的孩子还是选择了去吃糖果。

这个实验充分说明，如果知道有一个自己喜欢的东西等着自己，人们是可以完成那些自己不喜欢的任务的。而强化的依随性的存在，是普雷马克原理起作用的关键。

所谓的强化的依随性，说的是强化与人的反应之间的一种关系，是指强化总是伴随着反应之后而出现。美国行为主义心理学家的代表人物斯金纳曾经做过一个实验，实验的内容是在特制的实验箱内研究白鼠的学习。在这个特制的实验箱中，装有一个杠杆，杠杆的另一端连接着传递食物的机械装置。只要压动杠杆，就会有食物流到实验箱中，这样白鼠就能够吃到食物。

白鼠被放到实验箱中后，是可以自由活动的。经过一段时间之后，白鼠发现，当它踏上箱子中的杠杆的时候，就会有食物流入到箱子里面，这样它就能够吃到食物。为此，白鼠反复实验了几次，发现每次的效果都是一样的，因此白鼠就具备了按压杠杆来取得食物的条件反射。斯金纳将这种条件反射命名为操作性条件反射。由操作性条件反射所构成的行为叫操作行为。操作行为的形成过程叫作操作学习。斯金纳认为强化是操作性行为形成的重要手段并进一步提出操作学习的基本规律，即如果一个操作发生后，接着呈现一个强化刺激，则这个操作的强度就增加。在白鼠的学习实验里，食物是一种强化物，它总是伴随着白鼠按压杠杆的行为之后出现，并使白鼠按压杠杆的行为不断被增强。

在普雷马克原理当中，人们面对的困难的事情就是一种操作，而这件困难的事情之后人们将要得到的自己喜欢的东西就属于一种强化刺激，而它正好刺激人们能够快速去做完正在面对的困难的事情。

在现实生活中，普雷马克原理的应用是非常广泛的。比如在教育中，通过孩子喜欢的东西来刺激孩子学习。在工作中，承诺员工想要的福利来刺激员工努力工作。如果人们能够正确运用普雷马克原理，对于生活中的很多事情都是有帮助的。

那么，到底应该怎样去运用普雷马克原理呢？其实，普雷马克原理的运用很简单，首先要做的就是明确这个原理运用的目标所喜欢的东西或事情，随后让他完成额定的任务，承诺让他得到这个喜欢的东西或做自己喜欢做的事情就可以了。当然，想要让普雷马克原理发挥好的效果，最终达到自己的目的，还需要注意以下几个问题。

第一，必须是先让目标完成他们感觉困难的任务，之后才能把目标喜欢的东西给他。也就是说，必须要注意先后顺序，这种先后顺序是无论如何都不能颠倒的。比如，想以看电视为条件让一个学生写作业，那么就必须先让那个学生完成作业之后才能去看电视，而不能先让他看电视之后再去写作业。这个道理很浅显，换位思考一下就很明了，如果你是那个喜欢看电视的学生，在看完电视之后你会去写作业吗？

　　第二，必须对目标任务的完成程度做出严格的要求，避免目标为了得到自己喜欢的东西而草草完成任务，那样给予喜欢的东西的承诺不但没有任何意义，反而会起到坏的作用。比如你想让一个喜欢看电视的学生完成作业，因此就答应说允许他完成作业后看电视。当然，你的主要目的是为了这个学生能够在学习上取得进步，因为如果一个学生总是能够认认真真完成作业的话，在学习上是一定能够进步的。假如那个学生为了看电视，每次都是马马虎虎地完成作业，又怎么能够取得学习上的进步呢？

　　第三，必须要选择正确的强化对象，也就是说必须要找准目标喜欢的东西才能够运用普雷马克原理，否则没有任何作用。比如，一个学生明明喜欢看电视，你却说让他必须先写作业之后才能够去玩电脑，这是没有任何作用的，因为这个学生并不一定喜欢玩电脑，他不见得会为了玩电脑而去写作业。

　　虽然说利用普雷马克原理实现的效果大多是好的，但是也不能经常使用，因为它也有一定的消极作用，就是会让人们产生一种"做完一件事情就必须得到一件自己喜欢的东西"，或者"只有为了自己喜欢的东西才会去做困难的事情"这样一种惯性思维。从长远来看，这种思维对人们是不利的，因为运用普雷马克原理说到底还是为了让人们以正确的心理和正确的态度去对待困难的任务，如果真的出现这种惯性思维，则与人们的期望相反。

对普雷马克原理的运用，主要是为了让人们在做那些不喜欢的事情时，不觉得是负累反而干劲儿十足。好比那些干活的驴子，前面吊着一个胡萝卜的肯定比什么都没有的要快乐且更有干劲儿。这个比喻或许不太恰当，但道理是相通的。由此我们还可以得到一个重要的启示，那就是在生活中，一定要有自己喜欢的东西。这样，如果要面对极其艰难的事情，还可以将自己喜欢的东西摆在前面，成为推动自己前进的动力。

做既有兴趣又有长远意义的事

美国心理学家阿尔伯特·班杜拉（Albert Bandura）曾指出："一个人的能力并不是固定的，能发挥到何种程度，有极大的弹性，深受其自信心的影响。能力感强的人，跌倒了能很快爬起来，遇到事情总能着眼于如何处理，而不是一味担忧。"

班杜拉提到了"能力感"一词。

能力感是什么？我们可以从字面上将其理解为，对自己能力和优势的把握。全球著名的民意测验和商业调查 / 咨询公司——盖洛普公司认为，优势是持久地把某件事做得近乎完美的能力，它由才干、技能和知识组成，核心是才干。知识和技能都可通过培训获得，而才干具有个体特异性，是先天和早期形成的，定型之后很难改变。狭义上讲的"能力"就是指技能和知识，广义上的"能力"内涵要更加丰富，如班杜拉所说的能力是"产生之后并不是固定的，能发挥到何种程度，有极大的弹性"。

由此从根本上说，一个人自信，不是因为他能力显然超过很多人（如果是，也是因为"才干"），而是因为他对自己的优势有所把握，这种把握感才是真正的自信。而找到并发挥自己的兴趣，正是获得这种自信的重要方法。

没错，我们的行为，应该以自己的兴趣为指导，做自己最喜欢的事，因为从事喜欢的事，我们才有永不枯竭的动力。

人人兴趣各异，喜欢的事也各不相同。为了缓解压力，有人喜欢运动，有人喜欢唱歌，有人喜欢看电视，有人喜欢上网——这些事情有没有优劣之分呢？有，像看电视这样一些满足感官需求的活动，只是收获一时的快感，时间过长，很可能使人轻微抑郁。一项在大学生之间进行的研究显示：将业余时间用于上网、交友、看电视等活动，时间长短与幸福感没有相关性，时间越长，抑郁等负面情绪越强；将业余时间用于学习、健身等活动，时间越长，幸福感越强，抑郁的负面情绪越弱。

为什么会有这样的差异呢？因为学习、健身等活动是积累自我发展资源的过程，是能够使人变得积极乐观的事情，是那些能够为未来的自我发展积累资源的事。以长时间在某一目标下看书为例，这个过程是积累了自我发展的资源，它使我们越来越充实而自信。其他消遣性的娱乐，并不能积累这样的资源，只是一时消遣排解压力而已，但活动一结束压力立即回来。积累自我发展资源的活动，原本就不是冲着缓解压力而去的，而是为了有某种收获，因此有强大的动力；相反，消遣性活动是为了把身体或心里的某种东西发泄出去。

找到属于自己的且有长远意义的兴趣后，坚持下去，然后做一份自己喜欢的工作。

许多人在自己眼下的工作中经常拖延，是因为已经厌烦，而厌烦的一个原因，可能是当初他们不是因为喜欢它，而是抱着某种目的，比如挣大钱，而投入的。相反，所从事的工作是自己非常喜欢的，就会努力为之付出，也能避免许多工作压力，因为工作的魅力会时时发挥作用，让人的激情一直维持下去，或者不时地刷新。

找到兴趣，得到无穷动力；发挥优势，收获更多动力。尽情做自己喜欢且能够发挥优势的事吧！一个人的优势，与内在的信心和快乐关系密切，后者显然是压力的克星。

让你兴奋的道路，往往是对的。

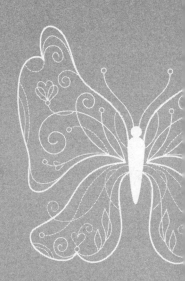

06

张弛有度，重新规划自己

让自己的精神世界繁花似锦

事情真的可以改变吗？坚定的信仰是否可以改变？你的大脑可以重新规划吗？正如斯瓦米·维韦卡南达，20世纪伟大的瑜伽师所说的那样："你的思想在潜意识肥沃的土地里撒下了无数种子。做个好园丁，为整体服务。"有一些正面的重新规划的方法，可能会带来及时的珍贵的帮助，让你在生活的道路上更好地找到平衡。这些方法的原则包括：

总是使用"我"，而不是一些无人称的说法，如"i fault""on doit"（必须）等；

表示已经完成的动作和已经取得的结果时总是使用现在时；

不用任何否定结构（不、不再），甚至是表达否定意思的词（停止做）；

如果目标对于现实来说有些过分，那么在句子中引入渐变的概念，例如用"渐渐""一天天"之类的表达法；

在一天中，醒来的时候重复三遍自己的目标，睡觉的时候重复三遍，放松疗法休息时，即使时间很短也要重复三遍；

说的同时总是想象出一个画面（可以想象达到目标的

时刻）和那个时刻所能感受到的正面情绪（告诉家人朋友
这个好消息的激情，放松，和朋友分享……）。

正如我的老师丹尼尔·基佛一贯强调的："不要忽视
意识的约束力。禁止对别人滥用这种方法，规定结果必须
是重视集体计划。"为此可以使用"如果这对我来说是对的"
或"为了我好，也是为了大家好"之类的说法。

工作热情不足和过高，都是不好的

工作热情不足会令人失去动力，自闭，忧郁，而工作
热情过高也很难控制，是造成过度消耗精力的因素之一：
过度使用脑力也会引发睡眠问题、焦虑，以及阴暗的强迫
性的想法。社会学家和治疗师越来越质疑信息通信技术
（ICT）的角色。通信技术的进步促使工作领域和休闲领域
融合（就是人们讨论的所谓weisure现象，这个词是由work
和leisure构成的），使人不断被打扰，直至被事物淹没。
你知道吗，在加利福尼亚有一些人去数码产品训练营，重
新学习如何在切断与外界联系的情况下生活。你呢？你被
这些现代化工具异化到什么程度？

持续切断

生活无时无刻不被打扰会导致心理不稳定。在一项研究中，当我们把老鼠放在迷宫中，如果人为地打断它的活动，它会迷路，并变得焦虑而富有攻击性。我们几乎跟老鼠一样！无论在办公室里、车上、餐馆里还是度假中，从任何地方都可以联系到我们。除了打扰我们，手机也是一个总会产生压力的东西。我们现在陷入了没完没了的活动。至于电子邮件，它确实方便，但是加大了工作压力，从而引发紧张情绪，因为总要及时回复电邮，如果发出了数小时还收不到答复，发件人就会感到不安，甚至打算重发。为了改善这种情况，有些公司建议雇员只在一天开始和结束的时候查看邮箱，从而让他们可以在其他时间中平静地、主动地工作。

有终点的征途，才能最大限度调动积极性

自我规划的重要议题之一，是设定目标。什么样的目

标最能提振士气、激发热情呢？动机心理学给出了准确答案。

人们常说"不想当将军的士兵不是好士兵"，言下之意，目标越高，动机越强烈，行为上也越努力，表现越好，成就越大；而目标低则相反。事实真是这样吗？

作为动机心理学的先驱，美国心理学家约翰·威廉·阿特金森（John William Atkinson）提出了"期望价值理论"。他发现，目标过高、动机过强，会像目标过低、动机不足一样降低行为表现，只有恰当的目标、适中的动机，才最有利于行为表现。

阿特金森找了80名学生作为被试者，随机分为4组，每组20人。实验内容是让学生们完成相同的任务，但是在任务完成之后却获得不同的奖励。

实验开始之前，每一组被试者被告知完成任务后的奖励机制：第一组完成任务之后，只有第1名会获得奖励，占组内人数的5%；第二组前5名获得奖励，占25%；第三组获得奖励的是前10名，占50%；第四组是前15名，占75%。

　　结果显示，第二组和第三组成员表现最好，第一组和第四组表现较差。

　　第一组，只有 5% 的概率获得奖励，可能性太低，削弱了被试者的信心，所以大家动机不强；第二组和第三组，概率不算低，值得争取，但须努力，所以大家表现较好；第四组，获得奖励的可能性最高，似乎最易激发大家的热情，但为什么表现不佳呢？这是因为，获得奖励的名额过于充沛，被试者会产生一种不用努力就能中标的错觉，加之侥幸心理，认为自己不至于恰恰就是最倒霉的那 5 个人，所以不愿付出努力。

　　美国精神病专家、比较心理学家耶基斯·罗伯特·默恩斯（Yerkes Robert Mearns）在临床中得出了相同的结论，并提出著名的"耶基斯—多德森定律"：在一定限度内，随着动机水平的提高，工作效率随之提高；超过这个限度，动机水平越高，工作效率越低。在目标难度、动机水平以及解决问题的效率这三者之间，存在着明确关系：目标难度一般时，人们的行为表现最好；当目标难度较低时，中等偏高的动机水平更有利于调动积极性；当目标难度较高时，中等偏低的动机更有利于行为表现。

心理学研究表明，太高或太低的目标，太强或太弱的动机，会削弱人们的兴奋度和努力程度；只有目标恰当、动机适中时，人们才会被激励。这一点，在自我规划中至关重要。

能激励你的目标，一定是看得见摸得着的

马拉松长跑，全程为 42 公里。它考验的不仅是体力，更是意志力。事实上，跑好马拉松还需要智慧的参与。

日本马拉松选手山田本一，分别在 1984 年日本东京和 1986 年意大利米兰国际马拉松邀请赛上夺冠，震惊了很多人，同时也让很多人困惑不已，要知道，在之前的比赛中，这个日本人跑不到一半就会筋疲力尽。10 年之后，山田本一在自传中解答了大家的疑问。原来他使用了一种特殊的方法。比赛前，他会把所有路段仔细观察一遍，并且每隔一段距离就做个标志，把全程分解为无数个小段。比赛开始之后，他以最快速度向第一个终点冲去，到达第一个终点之后，又用同样方式向第二个终点冲去，就这样，他总是知道自己快到终点了，以至于跑完全程。而他早先之所

以跑不完全程，是因为他心里想的是 40 多公里外的终点线。

有人猜测，山田本一的诀窍来自对西华·莱德的模仿。西华·莱德是二战时期英国知名作家兼战地记者，他曾因飞机故障跳伞逃生，落在了缅甸和印度交界的丛林里。当地人告诉他，最近的市镇要走 225 公里。这简直是令人绝望的距离。但西华·莱德及时调整了心态，勇敢地启程了，一边走，一边想着"走完下一公里"。就这样边走边想，最终，奇迹发生了，他成功地走完了全程。西华·莱德的"走完下一公里"引起不小的轰动，很多人将这句话当作自己的行动指南。

心理学将以上现象称为"近期目标效应"，即把一个远大的、不易完成的目标，分解成无数个小的、容易完成的目标，这会大大提高成功率。人们对于看得见、摸得着的目标，更有信心，更努力，也更容易将其实现。

若想利用近期目标效应帮助自己，必须注意一点，就是每个小目标必须非常具体。有人专门做了一项实验，以验证目标具体化程度对行为的影响。实验人员分别派两组人去跳高，都是先跳 1.2 米的高度，随后向两组人提出不同的要求，第一组必须跳到 1.35 米以上，第二组人只被要求跳得更高即可，但没有具体高度要求。结果，第一组全都超过了 1.35 米，而第二组平均跳的高度只比 1.2 米多一点。

养成新的生活习惯，更好地控制精力

因为把弦绷得太紧，你觉得舒适的生活，生活的乐趣甚至健康都正在离你而去。在采取了紧急措施后，正面面对问题的时候来了。这就是我们在上文提到的第二阶段，尽量"关小高压锅下面的火"的阶段。

行动起来，立刻、马上

我们刚才看了在心理上怎样行动起来给精神一个新的方向，但是身体也要行动起来。既然你已经开始慢慢恢复，你就可以享受体育锻炼的种种好处了，但报名去参加马拉松还为时过早。是的，动起来，这就是生活，也是健康生活的保证，在各个方面都有好处。而且，在各种方法中，体育锻炼是唯一可以同时调动所有排泄器官的方法：激活所有的新陈代谢程序，包括排毒，氧化还原以引发很多有机化学反应，增强免疫力，等等；训练关节和肌肉的灵活性；进行必要的发泄，让情绪平和；进行团体运动时，可以形成正面的人际交流。此时，你是不是已经把篮球鞋穿好了？

换发型真的可以换心情

改变，能令人产生"焕然一新""豁然开朗"的感觉。作为各种改变中看似浮在表面上的一种，发型的改变具有一种"标签""仪式"的意义，它提醒并强调"改变"的发生，其作用比看上去大得多。

理发的过程，是个奇妙的心路历程。即使不太讲究仪容的人，也会对自认为理得难看的发型耿耿于怀；同样，"新的"发型会下意识地提醒人：一切都是新的了。

外形的改变真能对内心起到这么大的作用吗？美国曾有研究人员，对某监狱的一些面部有损伤的犯人进行整形，并对他们出狱后的表现做跟踪记录。结果发现，整过形的犯人重新犯罪的概率比没有整形的犯人小得多。

改变发型是相当容易做到的一件事，但它的提醒和强调作用却不容忽视。

换个环境，效果更好

按部就班的生活一般不会发生意外，但也会让人倍感压抑。因为人都会疲劳。这种疲劳是适应旧有刺激，缺乏变化造成的。也就是说，环境以及环境中的事物，长时间单一不变，也会让人产生压力，进而产生疲劳感。

使人产生压力的事件本质上是刺激，正是刺激让人产生各种反应，表现出生命活力。而一成不变、熟悉已久的环境则缺乏刺激。对旧刺激已经麻木，努力的必要性不再强烈，无聊的情绪便开始滋生。此时，人们几乎都会反思自己的处境，如果再没有新刺激，便有可能开始怀疑自己的人生；如果不能刷新自己或改变环境，人就会开始苦恼，严重的还可能抑郁。

患有抑郁症的人看不到生命中的强大活力与激情，于是丧失了积极性和行动力。老年人抑郁症发病率较高，因为他们经历得多，对人生的思考也多，看事情容易看到背后不变的规律，却难再做出改变，进而否定生活的希望。

此外，某些地缘因素可能也是致病或令人失去活力的原因。诸如接近高压线、手机天线，家用电器没有接地线，等等。

刷新自己即反思自己，其效果是以焕然一新的心态看待旧环境。但这需要较强的思考力，执行起来比较困难。相比之下，改变真实的外界环境则容易得多。外界环境一变，人的视角和思维方式也会随之改变，于是重新发现努力的必要。也就是说，环境的改变是一个全新的刺激，能让人重新找回行动的活力；脱离原来的单一的生活状态，可以使一个人打破僵化思维模式的限制。

改变环境有三种方式。

第一种，居住地不变，对原有的生活环境进行调整。比如，改变房间布局和家具的摆放位置，添置或丢弃一些东西。外界事物会在我们毫不知情的情况下控制我们的情绪，积极向上的事物会让情绪变得积极，消极悲观的事物会让情绪变得消极。我们不妨在布置自己的房间时，清理掉容易引发消极情绪的物品。将那些一看到就会引发不好回忆的东西收藏起来或是直接扔掉。同时，在看得见的地方多摆放能调动你的积极情绪的东西。例如，在墙上挂一幅美丽的风景画，或是在桌子上摆放自己很喜欢的照片。让自己一看到这些东西就会心情愉悦，甚至充满力量。

　　第二种，离开原来的居住环境，到一个全新的地方去生活。这就需要认真择选一个新的住处。根据地理生物学理论，我们应该让生活地点或工作地点和谐，让人处在最有利的生活条件下，这样才有利于健康。之前这门学科一直在研究大地的自然条件（地下水，地裂……）对人类的影响，以便（在建造房子之前）预测某个地点的生活质量，今天它的任务似乎更广泛了，比如评估技术层面（例如电磁场）对于居住的影响。另外地理生物学对居住地（工作地）和它们所处的位置的情况都很感兴趣。从这个层面来说，建房子之前你有必要请教地理生物学家，他们要研究建材，要研究潮湿度或是释放化学品的风险。当然，也有一些这方面的著作，你可以通过它们学习一些这方面的知识，在请教专业人士之前，看看自己能不能提出一些修改意见。亚洲的风水学说走得更远：旨在整理自然环境，让人以最和谐的状态生活，做出的改变号称可以改善房子居住者或办公室使用者的生活品质。风水的目的是在人生活的环境中引入生命力流，并方便它流通，因为生命力的流通可以让人产生正面的态度、想法和感觉，从而对健康，家庭和职业生活产生良性影响。这方面有很多写得很好的书，而且有专门的风水先生可以上门为你改风水。

第三种，到大自然中吸氧，放松身心。奥罗拉说："我需要每年至少一次完全置身于野外，我要睡帐篷，远离一切，在这些地方没有手机信号！我忘记了日常的世界和它的狂热，日出而作日落而息。我伴随着朝霞起床，走一整天，用木头生火做饭，日落时睡觉……我感到这种野外的生活对我非常有好处，让我可以从一年充满压力的生活中恢复过来。"

当今世界，人类已经意识到自然界给我们提供了很多东西，包括可以喝的纯净的水，可以呼吸的健康的空气，让我们果腹的肥沃的土地和治病的药草，也意识到需要保护自然。同时，我们也越来越清楚地认识到，正如奥罗拉一样，我们需要自然，让自己在身体上、在精神上重获生机。

自然疗法治疗师丹尼尔·基佛这样解释说："我们很大程度上要从环境中吸收能量，不论是听觉、嗅觉、视觉或是感情的世界都是这样。显然，城市环境的生活质量和自然中的完全不同。"当逃避到大自然中去的时候，我们可以在绿色的主色调上享受万物丰富的色彩——花朵、蝴蝶、大地、石头，享受和谐的声音——风声、鸟鸣、波浪声、钟声，享受丰富的气味——潮湿的大地、湿润的浪花、腐败的土壤、植物的香气，享受交流——动物间的、人类间的。有如此多的机会可以使自己平静，重新找到自我。女导演帕斯卡·德尔姆（乌尔莫出版社的书《在自然中自我革新》的作者）确认这一点，她说："在现在的城市化之前，三十五万代人都紧密依赖自然而生活。我们的细胞组织，我们的生理运行，我们的大脑都从根本上沉浸在这段历史中。"我们怎能不对此留下深深的眷恋，不对和自然接触有深切的共鸣？某些研究者，如爱德华·欧·威尔逊，提到了"自保本能"，在他们看来，人类天生就有和自然以及生物建立感情联系的倾向，可能正是因为如此，才会在自然环境中会感到非常舒适。只要脱离日常习惯，摆脱恐惧，接近植物、动物和大地都会令我们有真正平静的感觉。尤其是困难时期，在我们感到自己筋疲力尽穷途末路时，我们更需要和大自然接近：沉浸在大自然中几天（生态心理学家认为是三天左右。生态心理学提出在自然运作的知识和人类精神之间建立理解和互相依存的通道），在我们的生活方式中萎缩的感觉就会重新开始活动。这时，我们可以捕捉到最细微的声音，嗅到最微弱的气味，享受周围的美景。再待几天，自然会令我们越来越健康。我们都知道，待在山里或是森林里可以减少胆固醇，调节血压，促进制造红细胞（两周之后）。这是某些情况下必不可少的和日常生活的隔离，真正地投身大自然。

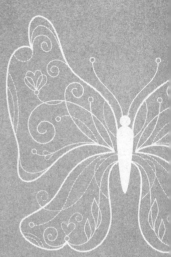

07

提高对生活的掌控力

日常生活中可以重建精力的要素

虽然有那么多的因素可以令人消耗精力、筋疲力尽，但是也有很多要素可以让我们重建精力，更加健康。现在我们就来看看这些要素。

饮食就是我们恢复健康所要注意的第一个因素。

这里说的并不是要吃什么特别的食品，而是要选择能带来足够恢复生命力的营养食材。理论上来说，根据人类生理特点，应该多吃生的活物，但是显然这类食品只适合消化功能好，而且并没有真的感受到压力的人，并非适合所有人！所以要根据个人身体情况、气候状况、职业活动和体育运动情况，以及年龄和健康情况来选择其他食物。这些事物基本是热的熟食，例如煮熟的谷物、蔬菜、白肉，有时也可以吃红肉和鱼类。也要考虑到营养补充剂，以保证补充身体各处可能出现的营养不足。因此就会使用到多功能的"超级食物"，例如花粉、藻类、蔬菜汁或某些植物的汁，甚至是某些专门从食物中提取的营养品，例如复合维生素，维生素 B 合剂……

　　同时，也要调节生活中的行为，以消除或限制上文提到过的能消耗精力的因素。并不是说要全都改变，而是要对自己负责，从关注两三件事开始，减少它们的影响。然后再处理其他的因素……也是时候计划戒掉一些成瘾的习惯了，但是尽管我们下定了决心还是得要分步来，以防由于失落感造成反弹：要逐渐戒掉一些瘾，戒掉令人疲乏的夜生活，戒掉各种过度劳累，戒掉无所事事，戒掉过度服药或是无用的服药，戒掉兴奋剂或是掺杂剂（咖啡、巧克力、汽水，甚至某些药物），戒掉电磁污染源，等等。为了替代这些习惯，填补之后的空虚，可以在生活中从事一些有益的令人兴奋的活动。一般来说，可以尽可能地接触绿色，每天都享受阳光（尽量在早晨以合理的方式进行：每天晒 20 分钟太阳已经足够充满生命的电池了），多去充满负离子的自然中（森林、瀑布、激流、山川、海边……），至少每周进行两次很适合养生的体育运动（气功、太极拳、合气道、瑜伽、舞蹈、游泳、登山……），按摩或是磁疗，学习休息，劳逸结合，用精油来宠爱自己，既要推动社交，家庭和夫妇之间分享，又要学习好好对待自己，对此，我们可以借助于一些手段，如放松疗法，冥想、自我催眠、凝视，甚至可以根据自己的信仰和开放程度来选择进行祈祷或是其他某些跨人际的活动。

　　敢于分享。对于所有人来说，交流都是促进心理健康，家庭健康和社会健康的关键。学习交流就是学习和别人一起生活，在别人中间生活。敢于深入地、发自内心地说出自己是谁，摘掉社会让我们戴上的面具，从平庸的日常生活中走出来，深入地感受自己的存在。因为精神上的或情绪上的反刍最终会变得有害，甚至能引发疾病，所以最好选择向一个亲近的朋友倾诉，一个能够倾听你，不用对你负责或是必须给你找到解决办法的人，当然，也是一个不会在你正在经历困难时评判你的人。你是一个内敛的人？孤独的人？你也可以选择写日记，在其中倾诉你的错误，你的徘徊，你对存在、对自我、对情感的拷问。要注意还有千万种别的方法可以自我倾诉，自我讲述：在一个治疗小组中，对着录音机，对着神职人员，甚至是对着一棵树！如果你还是不行，还可以到森林里去大喊。把你的愤怒，悲伤，狂热，孤独和懒惰都发泄出来……另外，从词源的角度来说，"exprimer（表达）"这个词就是释放出来的意思，然后是用语言表达。因此，要敢于表达自我，不要让自己总是被周围的事情干扰。正如谚语所说，不能表达出来的东西会被铭记，然后令我们黯然。也就是说，我们自己默默吞下的这些情绪最终会在心里生根，妨碍我们，直到伤害我们。

另外，不表达出来，不说出来，事情就没完，迟早会再上演。因此，自己默默地藏起苦难，有泪自己流，这是没用的，归根结底也是不可能的。你应该收起自己的骄傲，让周围的人认识到你也许没那么完美，但却更人性化。通过一些精神治疗的方法也可以发泄出令自己窒息的情绪，释放出阻碍自己和窃取自己精力的毒瘤。在这些方法中，下面将介绍的是全回归呼吸法和原始治疗法。

全回归呼吸法（la respiration holotropique。希腊语中，holos 表示整体，tropi 表示回归），利用呼吸和音乐的共同作用来跨越常见的感知障碍，让人进入一种意识扩大的状态。

扎诺夫的原始治疗法和卡斯利埃尔的呐喊治疗法都认为过去的创伤会阻碍成长，应该让病人重新经历创伤，才能够使其从情感上真正接受它。

舒缓的运动是更好的锻炼

运动会降低肾上腺素和皮质醇的分泌水平，而这两种激素对于缓解压抑感起着重要作用。运动还会使人的血清素水平提高，而血清素能够改善情绪。从某些意义上讲，运动甚至相当于抗抑郁药。

运动的好处真的很多，有助于减轻慢性肌肉紧张和疼痛，也能消除疲劳，改善消化不良、失眠等压力症状；可以加速血液循环，增加对大脑的血液供给，有利于活跃大脑，避免体型臃肿，进而增强整体的身体素质。

但是一说到运动，人们就免不了陷入一个误区，那就是，以为只有达到一定强度，练得挥汗如雨，才算运动。实际上，那些高强度的运动，反而容易造成身体上的伤害，因此需要在专业的技术指导下进行。实际上，任何一种积极的活动都可以锻炼身体。与剧烈运动相比，舒缓的运动更有益健康，比如散步、爬楼梯，甚至有些日常活动并不是以锻炼身体为目标，却能达到锻炼的效果。

下面要说的几种运动，或简单易操作，或就是日常活动，既没有过高的强度，也不需要专业的技术指导，平时可以有意识地多做做。

西藏回春瑜伽五式

练习西藏回春瑜伽五式

这五式号称可以通过调动查克拉让人重获青春和生命力，在喜马拉雅山的庙里，喇嘛们就在夜间练习这五式。皮特·凯尔德在 20 世纪 30 年代（在其 1939 年出版的著作《揭示之眼》中）把这五式介绍到了西方，获得了巨大的成功。这套练习人人能做到，而且适合我们的计划。

中国西藏回春瑜伽五式并不是习惯意义上的健身操，而完全是一种日常操作的仪式。一周可以跳过一天不做，但是尽可能不要错过更多。无论如何都要耐心和坚持，因为要到大概第十周才能开始感觉到练习的好处。到了那个时候，你会感受到不可思议的活力！如果能按照规则练习，据说可以重新达到 25 岁时的身体状态！你不会后悔每天为此付出的几十分钟时间的。最好早晨冲澡之前练习，或是每天做两次，但是避免在晚饭之后想要睡觉的时候练习（因为这些练习可以激发活力，影响入睡。）

在练习的第一周，每天将五个体式分别练习三遍；第二周练五遍，第三周练七遍，然后依次累加，直到二十一遍。每个练习之后站起来深呼吸两三次。

注意：如果做第一个体式时，你头晕得厉害，那就根据自己的承受度能转几圈就转几圈，之后逐渐增加圈数。而从第二个体式起，每个体式一定要重复相同的次数。做练习时好好保护腰椎：可以带一条很透气的腹带以防过度弯腰。如果患过阑尾炎，那么只能小心地做体式2和5。如果您很胖，那么要缓慢地进行体式5的练习，直到重量减下来为止。

体式1：给身体吸氧以释放精力。伸平双臂，手心向上，像伊斯兰教转圈的苦行僧一样按顺时针方向旋转，并找到一个旋转轴。只要开始感到头晕或是不舒服，就以轴为中心逐渐慢下来，直至停止。这个练习可以告诉你身体中毒的程度，并能重新激发体内的活力。您越快感到眩晕，身体里的毒性就越大，反之毒性越小。

体式2：补养腹部，灵活脊椎，加强腿部。平躺，双手手心朝下自然放于身体两侧，然后抬头让下巴向胸部靠近，把腿抬高。如果您抬腿有困难，可以先屈腿然后再抬起。抬头和抬腿的次数将决定下面每个练习所做的次数。

体式 3：重塑活力和好心情。跪立，臀部抬起，背挺直，低头让下巴向胸部接近，手臂放在臀部两侧，然后头和身体后仰，看天空，同时吸气，回复初始体位时呼气。这项练习调动了喉部的查克拉，有利于提升精力，平衡身心。

体式 4：调动所有的能量中心。平坐，腿伸直，挺背，双臂放在身体两侧。吸气，手撑起身体，胯向前移，头抬起看天。保持这个体位几秒钟，然后重新坐下并呼气。这项练习让身体所有肌肉都紧张起来，对肌肉神经器官有训练作用，可以打开所有的查克拉。

体式 5：恢复元气。身体向下，用手脚支撑身体（双手双脚都分开与盆骨同宽，也就是大约 50 厘米），脚趾弯曲。吸气，抬起盆骨，背部保持平直，手臂撑起，尽可能让脚后跟挨地。吐气，放下盆骨，头向后仰，手臂紧张，脚趾弯曲，支撑身体。两个动作中间盆骨不能着地，让肌肉一直紧张。这个练习会让人想到瑜伽里著名的拜日式，尤其能够帮助恢复元气。

渐进式放松法

渐进式放松法，又叫作肌肉神经放松法，因为肌肉的收缩是由神经控制的。这种方法将注意力集中在肌肉的紧张和放松上，因此会带来松弛的感觉，生理上的反应会带动情绪的反应，肌肉放松了，精神也会随之放松，所以，是一种缓解肌肉或精神紧张的方法。

定期练习这种方法，可以降低血压和胆固醇，减少压力对身体健康的影响，增强抗压能力，让人保持乐观、自信、有活力。

练习时需注意的事项：最好穿宽松舒适的衣服，找一个安静不被打扰的地方，选一个最舒适的坐姿；轻轻闭上双眼，放松心情，排除杂念，专注于身体某个部位的肌肉。

正式练习步骤：

（1）手部肌肉。双手握成拳头，尽量用力，直到感觉手开始颤抖，持续5到7秒，然后缓缓地将拳头松开，尽量缓慢，以便手部的肌肉最大限度地放松。这个过程中，要集中注意力去感受肌肉由紧绷到放松的感觉。

（2）手臂肌肉。双手握紧，成拳头状，然后双手及前臂向上弯曲，让手腕尽量靠近肩膀，持续用力，让手臂拉紧的感觉保持5到7秒，然后将双手慢慢放下来。

（3）肩膀。用力向上提肩膀，让肩膀去够耳朵，持续用力直到肩膀提到最高，保持5到7秒，然后让肩膀自然放松下垂。

（4）颈部。颈部的放松运动要分两步进行。第一步，让头往后仰，幅度尽可能地大，持续5到7秒，然后让头缓缓回归自然的状态，这一步放松的是后颈部的肌肉。第二步，让头尽量朝胸部低下，下颚去碰触前胸，到无法更低时，保持5到7秒钟，然后缓缓抬起头，回到自然状态。这一步放松的是前颈肌肉。

（5）脸部。脸部肌肉的放松分额头、眼部、牙关节、嘴唇和舌头五步进行。

额头：将眼、眉向上抬，尽量绷紧额头，保持5到7秒让后慢慢放松，恢复原状。

眼部：双眼紧闭，尽量用力，感受眼部肌肉的紧张，保持5到7秒，然后慢慢放松。

牙关节：尽量用力咬紧牙关，感受牙关节肌肉紧张，保持 5 到 7 秒，然后慢慢放松。

嘴唇：双唇闭合，尽量用力，感受唇部的紧张，保持 5 到 7 秒，然后慢慢放松。

舌头：用舌尖顶住上颚，尽量用力，保持 5 到 7 秒，然后慢慢回复自然的状态。

（6）胸部：深吸一口气，让胸部和肺部尽可能地扩张，感受前胸的肌肉紧张，保持 5 到 7 秒，然后轻轻吐气。

（7）腹部的松紧：尽力收腹，让腹部尽可能地平坦，甚至向内陷，感受腹部肌肉紧张，保持 5 到 7 秒，然后缓缓放松回到自然状态。

（8）背部。两肩尽力向后挤压，这时胸部肌肉挺起，感觉到背部肌肉紧缩，保持 5 到 7 秒，然后缓慢放松，恢复自然状态。

（9）腿部的松紧：抬起双脚，尽量远离地面，脚底用力向下压，感受小腿肌肉的收缩，保持 5 到 7 秒，双脚缓慢放到地上；再次抬起双脚，尽量远离地面，这次是脚尖要用力向上勾，保持 5 到 7 秒，感受腿后部肌肉的拉伸，然后缓慢放松，让双脚回到地上。

要想达到最好的效果，整套肌肉放松法中，每个部位的练习要重复两次。为了集中注意力，一定要依次进行，每次只完成一个部位由紧到松的过程，并且最好让放松的感觉保持 7 到 10 秒。另外，这个过程中呼吸要与肌肉由紧到松的节奏相协调。

练习之初，可能无法深刻感受到身体和精神得到了放松，那是因为与其他放松方法一样，这种方法也是需要坚持练习才能显现效果的。一般可以每天练习 1 到 2 次，每次大约 15 分钟。

做爱

是的，做爱也是一项运动。这是一种由本能激发的运动，是一种典型的并非以锻炼为目的，却能实现锻炼效果的运动。我们都知道，愉悦的性是一种自然的良药。它能促进激素平衡，在血液中释放催产素，爱的激素可以预防乳腺癌。对于男性来说，正常的射精可以降低患前列腺癌的风险。对于所有人来说，做爱都可以促进身体整体循环和各个部位循环，避免产生炎症。但是别忘了性能平衡身体和净身，它是一种欲望而不是数学，正视这种欲望，与性有关或无关的，才能起到根本的治疗作用。

易学又见效的锻炼——呼吸锻炼

呼吸能帮助我们精神焕发？恐怕很多人对此都难以置信。然而确实如此，这简单的一呼一吸，并不像看起来的那样简单。通常，呼吸被分为胸式呼吸与腹式呼吸两种。大多数人，特别是女性，进行的多是胸式呼吸。在进行胸式呼吸时，肋骨上下运动，胸部伴有轻微地扩张。这种呼吸通常较短促，氧气难以进入肺部下端，底部的肺泡没有很好地伸展与收缩，得不到锻炼，换气量较小。这种呼吸只利用了肺的三分之一。如果进行剧烈的运动，这种呼吸因为换气量不足，容易导致大脑供氧不足，大脑缺氧人就会出现精神不振、头晕等症状。

腹式呼吸就刚好与之相反。简单来说，胸式呼吸是一种较浅的呼吸，而腹式呼吸就是一种深度呼吸。腹式呼吸能促使横膈膜上下移动，让肺部收缩幅度更大，吸收更多的氧气，有助于提高机体活力。同时，随着肺部更大幅度的收缩运动，能更多地排出停滞在肺部底层的二氧化碳。

另外，深度呼吸能帮助人们减压。人们可以通过有意识地调节呼吸的深度和频率，放松绷紧的神经，舒缓焦虑的情绪。由于腹式呼吸扩张收缩的幅度较大，会带动腹部的各个器官随着呼吸的节奏运动。这些器官在这一舒缓的呼吸节奏的刺激下，可以让大脑产生 α 脑电波。而在脑电图中，机体放松，同时头脑清醒，导出的是 α 波；而机体紧张的时候，导出的是 β 波。这说明，在进行深度呼吸时，人的身体上是放松的。放松的身心更有助于驱逐焦虑而带来的紧张以及疲乏，使人体获得充沛的精力。此外，如果有意识地放缓呼吸的节奏，则可以调节身体使之进入舒缓的状态，有助于解决失眠问题。

呼吸原本是自发性的，是由人体的自主神经系统自发调控的。人体的自主神经系统由交感神经和副交感神经组成。交感神经的活性越高，人就会越紧张越兴奋，心率变快，呼吸急促；而副交感神经的功能正好与之相反，增加它的活性，可以使人平静下来。在进行腹式深度呼吸时，随着呼吸节奏的改变，能够降低交感神经的活性，同时提高副交感神经的活性。

腹式呼吸与我们平时的呼吸方式有所不同，因此要掌握呼吸方法，需要做一些有意识的呼吸锻炼。要点如下：

1. 姿势

在进行腹部深度呼吸时，平躺或者站立都可，两手自然下垂或放于身体两侧，全身放松。

2. 吸气

这个步骤该注意的是，尽量让吸气过程均匀绵长，让空气慢慢充满肺部，让肺部最大限度装满空气。不要进行短促猛烈的吸气。此时，可以在脑中想象自己的肺是一个气球，正在被空气慢慢充满，舒展开来。

3. 呼气

与吸气类似，在呼气时也需要缓慢绵长。尽量将腹部向内收缩，但胸部保持不动，最大限度将肺部的二氧化碳排出。速度一定要慢，禁止急促呼吸，因为氧气以及二氧化碳的交换需要时间，如果速度过快，就会产生头晕之感。这也是为什么恐慌时急促的呼吸会加重焦虑的症状。

4. 感受腹部起伏

将手放在肚脐下方一寸左右的位置，这样就能感受到自己的呼吸到底是不是腹部深度呼吸。当吸入空气，空气进入到肺底部时，应该能感觉到手被向外推出去了一点，而呼出空气时，能感受到手收回了一点。

5. 掌握节奏

通常来说，一次呼吸控制在 15 秒左右是最佳状态。吸气时使用 4 到 6 秒的时间，而呼气则控制在 2 到 4 秒最好。在吸足空气以及将二氧化碳完全排出后，这两个阶段可以屏息 2 秒左右的时间。在吸气时，可以在心中数数，大概从 1 数到 4 或者 6 就可以完成吸气过程，并且让呼吸具有节奏感，更好地刺激腹部器官。

以上步骤对于处于练习之初的人来说，非常必要，可以明显感受到腹部的起伏。等过了一段时间，能熟练地掌握呼吸节奏时，就可以在任何情况下做腹部深度呼吸了。

一般而言，一种形式的锻炼都有个循序渐进的过程，需要坚持一段时间才能显现效果。比如运动，需要持久和连续的锻炼，且坚持了一定的时间之后，才能明显感受到它的好处。但呼吸锻炼不同，它最重要的作用并不是强健身体，而是应急性地调节紧张焦虑的情绪，放松身心。因此，重在熟练掌握方法，不必持续且长时间地锻炼。

叹气也有益于身心

就呼吸而言，腹部深度呼吸可以缓解焦虑情绪，非常有益身心。除此之外，还有一些呼吸方式也能起到相同的作用。比如，叹气。

说到叹气，马上令人联想到一副沮丧的样子。其实，叹气并不一定会带来颓丧，反而会让人更加健康。只从生理过程来看，叹气这个动作类似于深度呼吸。长吐一口气可以提升体内的横膈膜，更多地排出肺部的二氧化碳；吸气时也与深呼吸一样，能更多吸入氧气，增加血液含氧量，同时促进血液循环，为大脑提供足量氧气。大脑供氧充足，就能更好地兴奋以及抑制状态，缓解痛苦、焦虑、紧张、压抑等情绪。所以说，如果在一段平静的呼吸之后进行一两次叹气，可以促进肺部的气体交换，实际上是有助于缓解焦虑情绪的。过度思虑或者是心中郁结的人，叹气的次数会更多，只不过通常是在不知不觉中发生的。这种叹气是由于身体感受到不适而自发引起的。因为心情抑郁的人通常会感到胸闷气短，胸口好像被堵住，在叹一口气之后，这种情况会缓解。

　　这里一定要区分我们提倡的叹气和通常所说的叹气。通常所说的叹气，往往是由于人处于一种不适或者消极状态下，或者说大脑缺氧而产生疲乏时，由于身体的需求自发产生的，也就是说，大脑先感到不适，才在人无意识的时候，调控机体通过叹气来缓解情绪。而我们提倡的叹气，是有意识地利用叹气的好处，去调节身体不适或沮丧的状态。也就是说，是在我们清晰地认识到叹气的生理机制对身心的好处时，主动去叹气，而不是等到情绪抑郁难以疏解时，无意识间让身体自发来调节。在身心无碍时，我们可以把叹气作为一种锻炼，来增加血液含氧量，促进血液循环，提高大脑机能以及心理的抗抑郁的能力。

　　叹气锻炼：选择站立或坐姿，长吐一口气，将体内原本的废气排出，然后放松缓慢长吸气，随后快速吐出，与叹气类似，重复十次，完成一次锻炼。完成后，立刻能感到放松不少。

　　呼吸与运动相结合，缓解焦虑的效果会显著增加。不论是食物还是睡眠，不论是运动还是呼吸，没有一种因素可以单独存在，它们都影响着彼此，若能将这些因素进行有机结合，效果必然是事半功倍。

瑜伽是现在很多人推崇的一种健身方式。它之所以能取得很好的健身效果，正是因为将呼吸、运动，以及冥想的机制很好地结合了起来。它包括调身的体位法、调息的呼吸法、调心的冥想法等，所以它不仅能解决生理上的问题，还能解决心理、情感以及精神方面的问题。

练习瑜伽有很多好处。首先，瑜伽注重冥想，可以让人忘记烦恼，内心平静，变得更加从容淡定；其次，体位法可以强健体魄，同时增强抵抗力和柔韧性，而强健的体魄让人充满精力，满怀信心；最后，瑜伽能强健腺体神经系统，提升神经系统的功能，改善人的情绪，让人更加乐观积极。

当然，瑜伽是一种系统性的锻炼机制，动作有难有易，锻炼时需要考虑自身情况，量力而行。如果条件允许，最好在专业老师的指导下进行练习。

08

冥想 5 分钟，等于熟睡 1 小时

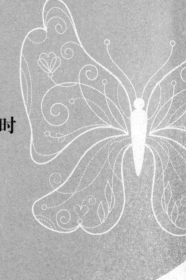

几种日常的自我保养方法

日常生活中，有几种非常便捷的放松身心的方式，简单易行，大家不妨尝试。

按摩和自我按摩

你可以好好品味一下好的按摩带来的放松的感觉。专家认为一小时按摩等于三小时睡眠。可选择的按摩种类有很多。根据个人的敏感度，大多数人会选择令人放松的擦法或更有劲的揉法。疲劳和压力会减缓身体中的淋巴循环，好的按摩可以促进淋巴静脉循环，提高精力。每月按摩一次可以防止形成压力结，而压力结是神经紧张和痛苦的源泉。通过放松肌肉，很快就能消除疲劳感。也可以试一试指压按摩，它主要是按压位于经络十二周天上的穴位从而让身体的能量流平衡。

自我按摩可以不借他人之手自己进行日常保健，因此很方便、很经济。使用按摩棒可以按摩腿部和背部，用小型按摩棒可以按摩颈部、肩部和手臂，轻而易举地就可以按摩全身。虽然开始的时候自我按摩不像专业按摩那么舒服，但是无论如何也不至于痛苦。每天按摩五分钟，你的压力会逐渐减少。我们越经常按摩，身体就会越快放松，越长时间处于放松的状态。而放松的身体的应激反应是不同的！

心脏协调

心脏协调是大卫·塞尔文·施莱贝在他的畅销书《治愈》中提出的新技术：它对于平静地应对日常生活和职业生活中繁多的压力非常有效。每个人都可以使用这种方法，通过减缓呼吸和心跳频率来降低感到的压力程度。每分钟进行 6 次缓慢的、规律的深呼吸（吸气 5 秒钟，呼气 5 秒钟）就可以做到这样，心率和呼吸的频率会趋于一致，引起共鸣。在心脏协调的状态下，会产生一系列已经得到科学证实的生化反应：皮质醇（紧张激素）比例降低，而某些神经传输剂（多巴胺、血清素、催产素）比例增高。马上就会产生平静舒适的感觉，而且会持续数小时。这种方法不用担心，完全可以在使用手册的指导下自己进行。7 到 10 天就能学会。当然，我们也可以跟着治疗师上几节课，或是配合呼吸动作使用心脏协调的软件。要想感觉到效果，需要每天进行 3 次为时 5 分钟的心脏协调：早晨一次，中午一次，晚上一次。经过一周规律的练习，就能看到初步的效果。

减少过度使用心力

体内生物学的创始人之一——让·克洛德·拉普拉兹医生解释说："每周两次22点之前睡觉从而促进中心五羟色胺分泌，为了得到改善，还可以早晨待在明亮的地方，在一天中转换体力劳动和脑力劳动以避免过度用脑，可以散步或是进行体育锻炼来释放过度的精神压力，否则它很消耗精力。"这样我们就可以渐渐地减少机体中过度的脑力消耗，从整体上保养身体。

30多年来，拉普拉兹医生和杜拉弗尔德医生一直在修正体内生物学理论，这是一种新的临床医学。拉普拉兹医生解释说："这是一种临床内分泌学的分支，承认激素体系对人体的各个领域都有绝对的重要性，不容回避。"根据现有的知识，激素体系和身体其他系统相联系，是唯一一个可以在人体每个要素上进行调节，并且可以自我调节的体系。他还说："我们的理论建立在分析科学的基础上，但是它具有对个体的活跃的整体视角。身体某部分的不正常既要从整体的角度去理解，也要从整体的角度去分析。"

冥想放松法

所谓"冥想"，简单说来是深沉地思考或想象，是一种通过进入深度宁静的状态，增强自我认知的形式。冥想能够改变意识，达到一种超越自我的精神境界。听起来有些玄妙，充满宗教的意味。但，冥想不一定是宗教性的，枯燥乏味的，对，它完全适合我们这些筋疲力尽的现代灵魂。近些年来，它甚至被精神病医生和心理学家用到了复发性抑郁和应激反应的治疗中。它可以释放那些没什么价值的想法和穿着道德外衣一再萦绕在心底的想法。具体来说，要置身于一种专门的意识状态中，完全关注此刻（全心全意），让各种想法和情绪流过而不加评判，渐渐地从情感上释放这些想法。因此，我们把这种方法叫作"全神贯注冥想"（英语叫作全神贯注减压法，MBSR）。最好在治疗师的帮助下开始，这样才能学习正确的姿势和方法。但是就此也有很多讲得相当清楚明了的书。我们也可以在两个月中一周数次成组进行，之后可以自己在家里进行。

冥想时，左脑将停止一切活动，只有右脑在正常活动，不断幻化出愉快而美好的场景，这些场景可以是图像，也可以是动态的情景。这样做，不仅能让大脑和身心获得宁静，还能清除掉意识里面的"垃圾"，让头脑逐渐清晰和舒畅。

冥想有助于训练人的注意力，可以大大提高大脑分配注意力的能力。此外，冥想还是一种绝佳的减压方式。近年来，医学专家发现，冥想不仅可以预防情绪性疾病，甚至可以治疗包括癌症、心脏病、冠心病、老年性高血压等在内的疾病。

冥想放松法的操作步骤及要领：

1. 找一个舒适的地方坐下来，上身挺直，如果不是太勉强，最好能双腿交叉盘坐；

2. 闭目；

3. 双手轻握置于大腿上，尽可能放松所有肌肉，先从双脚开始，依次放松小腿、大腿、腹部、肩膀、头部，或者相反的顺序；

4. 缓慢自然地呼吸，此时最好在心中默念某个熟知并且感觉舒服的词语或文句，比如一句写景的古诗、一个成语；

5. 意念集中在身体某个部位（这是最重要的一步）比如鼻孔、肚脐，设想自己身处大自然中；

6. 如果杂念出现，既不让它四处跑窜，也要不驱逐它，注意保持呼吸平稳；

7.睁开眼睛，一般会对周围世界有一种全新的感受，尽可能持续以全新的状态感知周围世界；

8.继续静坐一分钟，恢复正常思考的状态。

用意象训练转移注意力

除了冥想之外，意象训练对精神放松也有着非常好的效果。它与冥想一样，同样是利用右脑的想象，同时停止左脑的逻辑工作，从而让大脑以及身心都得到放松。

意象或者说意象对话，是通过引导的方式让受引导者进行想象。这种方式不只适用于缓解轻微焦虑、紧张、压力等情绪问题，甚至对于恐惧症、焦虑症、抑郁症等病症也有非常好的效果。只不过要用这种方式进行治疗需在心理治疗师的帮助下进行。因为心理治疗师受过专业方面的训练，在利用意象对话对来访者进行引导时，能快速准确地找到心理冲突所在，进而修正心理偏差。如果只是将其当作一种放松或调解情绪的方式，就可以自己进行，而且操作方法非常简单方便，放松效果也十分显著。

　　首先是姿势问题，意象训练对于姿势没有太多要求，感觉舒适就好。静坐就是一种很好的姿势。调整好姿势之后，调整呼吸让自己平静下来，若思维一时难以平静，可以采用冥想的方法，观察或注视某个事物，让自己的注意力集中起来；思维平静下来之后，就可以闭上眼，开始在脑海中想象美好的画面，画面不要一晃而过，让它尽量清晰、具体。节奏一定要慢，缓缓地将思维带到想象中去。

　　在进行意象训练时，创造好的意象进行想象是尤为重要的，下面提供几个例子可以作为参考：

　　1.我好像来到了广阔的草原上，站在无垠的草原中间，展开双臂，微风从面庞拂过，浓郁的青草芳香盈满鼻息，深吸一口气，似乎整个身体都充满了青草的香气。碧绿色的草原一直向外伸展出去，覆盖了矮矮的土丘，铺满了浅浅的低洼，微微起伏，像碧绿的浪潮，涌至天边，与清澈如洗的天空连在一起。远处，有些零星的牛羊马匹在悠闲地散步、吃草。天空中飘散着几朵卷曲的白云，白云随着风向微微移动，渐渐飘远。

　　2.我在林间踏青，树木潮湿的气味从鼻间进入肺腑，感到一阵清凉舒爽。脚下有层层碎叶，被踩得沙沙作响。

矮小的灌木划过我的裤腿，哗哗的声音十分悦耳。抬头能看见树木高耸入云，从苍翠的树叶间能看见小片的蓝天，偶尔有一丝云彩从树叶的缝隙中飘过。树叶青翠宽大，明媚的阳光从叶缝中穿透过来，形成迷人的光影。

3.在草地中有一张摇椅，我躺在摇椅上，四周寂静无人，陪伴我的只有蓝天白云和啾啾鸟鸣。摇椅轻轻晃动，微风拂面，带来了不知名的野花香。草地旁边有一片密林，林中有一条清澈见底的小溪，溪水从圆润的鹅卵石上流过，能听见淙淙的流水之声。阵阵鸟鸣传入耳中，溪流向遥远的天边流去。

4.夜风吹过，带着一丝丝凉意。我躺在夜空下，望着满天繁星。旁边池塘里响起一阵阵蛙鸣，好像有淡淡的花香飘了过来。我闻着荷香，听着虫鸣，感觉非常惬意。幽蓝的天空中，繁星似乎组成了一条长长的银色飘带。我好像看见一条银河从幽蓝的夜空中倾泻而下。

可以想象的事物非常多，让想象像流水一样顺畅流过，无须刻意去修饰，这样容易将想象打断，很难再进入意象之中。通常来说，在最初阶段，自己进行想象可能会遇到阻碍，例如想了片刻之后，似乎景物都想象完了，没有办法再进行下去；又或者是想到某种景物，觉得这种景物非常优美，但却无法形容。此时就有可能将注意力转移到如何去形容这种事物之上，导致大脑的活动由刚开始的"右脑"的想象转移到了"左脑"的分析，大脑就无法得到放松。

所以在最开始训练时，可以利用散文或者诗词来帮助自己。有很多的散文以及诗词都非常有意境。通过文章中的描写来想象，就无须再去考虑语言问题了。

但是自己背诵文章，在回忆时还是要动用左脑，若是一时回忆不起来，心里着急，反而会加重焦虑。为了解决这个问题，可以寻求他人的帮助，让别人柔声朗诵那些优美的文章，帮助自己进入意象之中。有声音的引导，意象就能长时间不间断地维持下去，不会出现为了一个词或者一个场景，或者刻意去记住一段话，就从右脑的想象转到左脑的分析上的情况。

可能有部分人在进行意象训练时，并不喜欢有旁人在场，那么可以选择录音的方式来为自己作引导。事先选好自己喜欢的有意境的文章，制成录音，注意，语调一定要轻缓柔和，同时，还可以配上与文章意境相符的一些舒缓的音乐。录制好之后，在进行意象训练时就可以用录音来引导自己，意境的引导和音乐的引导相结合，这样更容易让人进入意象之中。

想象练习重在想象，条件没有冥想严格，步骤也不烦琐，几乎可以随时随地进行。虽然要求没那么严格，但还是有几点需要注意：

1. 有一个无干扰的环境；

2. 最佳时间是在晨起或晚饭前，切忌在餐后进行；

3. 每天练习一次，初学者维持 5 分钟时间，熟练后坚持 20 分钟；

4. 避免呼吸太快，避免中途睁眼看时间。如果感觉时间已到，缓缓睁眼去看，不到则继续。勤加练习，熟练后会对时间的流逝非常敏感，对 20 分钟的时长有非常准确地把握。

09

生活有规律，用习惯代替毅力

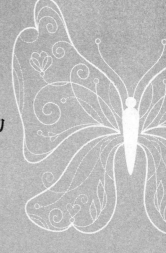

哪些食物能带来高质量的能量

自然疗法来源于希波克拉底①的学说（希波克拉底认为药补不如食补），根据该疗法，饮食是健康的第一关。现代科学研究更进一步证明，大脑活动的所有能量都来自于我们的日常饮食。我们每天吃的东西也会影响到我们的精神状态。这是因为，食物在消化的过程中能产生一种名为多巴胺的化学物质，这种物质能将快乐的感觉通过神经细胞传递下去，从而给自己制造快乐的信息。但是，当我们感到筋疲力尽时，应该吃什么呢？事实上，我们要应该优先选择那些可以让我们维持活力的食物，而排除或少吃那些不能带来高质量能量的食物。下面的这些食物我们应该经常吃。

蔬菜

每天至少应该有一餐饭的头盘是生的蔬菜。根据自己的口味和天气情况，每天可以吃一两次煮熟的蔬菜，包括绿叶蔬菜，食用根部的蔬菜还有其他的当季蔬菜。这些应

① 希波克拉底（前460年—前370年）为古希腊伯里克利时代的医师，被西方尊为"医学之父"，西方医学奠基人。

该成为每天的主要食物。注意不要过量食用西红柿和菠菜，尤其是熟的，因为它们酸性太强，不适合经常食用（两者都是每周最多食用一次）。

水果

理想状况是每天食用两个当季（最好是当地的）的水果，最好是在两餐之间休息的时候。只要是绿色食品，并且足够成熟，所有水果都对身体有好处……如果您做体育运动或是冬天需要能量，那么水果干正合适。为了减少糖分的摄入，您可以把水果干泡在温水或绿茶里20分钟到8个小时。糖分溶解于水（这个水不要喝）中，而水果干中的有益营养却保存了下来。

油性干果

干果可以调剂上面的食物：杏仁、榛子、松子、腰果、胡桃、南瓜子、葵花子……每天吃一汤匙干果，要细嚼慢咽。为了健康饮食，别忘了还可以吃牛油果或是椰子，它们也是油性的必不可少的美味食物，但是不可过量食用。

谷物

根据天气情况和您对热量的需求，可以食用全谷物或半谷物食品，尤其适合在晚餐吃，因为这种食物扛饿，能帮助您度过不吃饭的夜晚。但是别忘了，我们不是马，不要过量食用谷物类食品。原则上来说，我们每日主要摄取的碳水化合物应该是水果和蔬菜提供的，而不是谷物，虽然不能不吃谷物，但是绝对不要过量，即使这样做并不容易。无论如何，要限制食用精糖和血糖指数高的食物，因为它们中含有的糖分会很快转移到血液中。注意，超市里的白棍子面包，速食谷物或是各种加工的土豆食品都是血糖指数高的食品，因为它们都是工业生产的。

豆类

豆类食品或者生芽后放在沙拉里吃，或者当作蛋白质食用，都要和谷物配合食用，五分之四的谷物，五分之一的豆类。我们常用的做法是用面粉搭配鹰嘴豆，米饭搭配扁豆或是玉米搭配红豆。大豆，就像过去的昆诺阿藜①，含有高质量的蛋白质，可以时不时吃一次，不一定要搭配别的东西，但要防止过量（比如以豆腐的形式食用），最好

---

① 昆诺阿藜是一种南美产的藜科植物，在智利和秘鲁作为谷物种植。

一周吃一次。我们并不清楚机体对黄豆中所含植物雌激素的反应。一些研究者认为我们过分担忧了，但另一些则认为小男孩和更年期女性应该避免食用。现在没有人知道哪种观点是对的，所以我们可以少量摄入这种高质量蛋白质，但对于想限制乳制品的人来说，不要用豆浆代替牛奶。如果您想少食用乳制品，可以根据自己的口味考虑喝米浆，燕麦浆或是杏仁浆。

香料

香料在给饭调味的同时也含有一些有益的营养，尤其是抗氧化物质。不要忽略它们！在沙拉里可以放入香芹、蒜、洋葱、小葱、芫荽、薄荷叶、小茴香、龙蒿、罗勒等，在热菜里可以放入迷迭香、姜黄、百里香、丁香、小豆蔻、桂皮或是辣椒，但是辣椒不可多吃。

脂类物质

冷榨初榨油可以帮助我们的大脑平静地面对生活中的偶然事件。别犹豫，好好享用它们的众多优点。诸如橄榄油，菜籽油，核桃油，南瓜子油，亚麻籽油，等等。每人每天食用三汤匙，不要加热（只有橄榄油最适合加热）。早餐吃一点儿新鲜的黄油，甚至是冷食，可以给您补充高质量的脂类物质。

饮料

饮用纯净水，含矿物质越少越好，这样可以预防结石（矿泉水有时用于治疗，而不是日常饮用）。还可以饮用花草茶，时不时喝些绿茶。无论如何，水的摄入量应该高于其他饮料。至于红葡萄酒，无论是绿色产品还是生物活性产品，女性每天可以饮用一到两小杯（10毫升），男性每天可以饮用一到三小杯，当然，前提是你喜欢饮酒。高度紧张的患者可以采用氢氧疗法，每天在两顿饭中间喝三杯酒，坚持21天（一打开就喝）。

抗菌的大蒜

大蒜有很多好处，可以抗细菌、抗真菌、抗病毒、抗胆固醇、抗癌。生吃好处最多，但不是所有人都能接受它的味道。做熟之后的味道更容易接受。它的"表兄"洋葱对哮喘、尿结石和蛋白尿都有所助益。

有预防作用的石榴

石榴汁是抗氧化功能最强的饮料（比茶和红葡萄酒还强），远胜于其他鲜果汁。石榴汁有抗发炎功能，在血液中循环后还可以预防前列腺癌，缓解腹泻。如果购买成品果汁，要注意其中的糖分含量。

姜黄

姜黄，这种微苦的温和的调料，可以抗发炎、保护消化系统、抗感染、抗癌，同时能够帮助肝脏正常工作。海鲜醋里泡一小片姜黄，每天吃一次，健康跑不了！按这样的小剂量，人人都能服用，包括孕妇、哺乳期妇女和儿童。

抗压食品

尽管吃东西（60% 的人用这种方法来放松）本身就可以缓解紧张，使人平静，但是某些食品要比其他的更有抗压的功能。为了保证高质量的饮食，别忘了要更关注这些食品。

多吃富含哪些营养成分的食物

我们每天都会通过饮食摄入大量的化学物质和营养成分，由于身体的新陈代谢功能，有些流失掉了，有些则留下来转化为身体的一部分。实际上，这些化学物质和营养成分除了能起到维持身体各项机能的作用外，还能直接调控人的情绪。比如，当体内缺少钙和维生素 B 时，人就会变得暴躁易怒；当人体内摄入的色氨酸不足时，就会导致忧郁、悲观。认识到这一点，我们就可以通过有意识地选择富含某些营养物质和化学成分的食物，让自己每天元气满满。那么，我们要多摄入富含哪些营养成分的食物呢？

富含镁的食品

富含镁的食物是必不可少的。因为紧张和疲劳会使人在尿液中排出镁。当下，我们工业化的精致饮食中所含的镁比 20 世纪初时饮食中镁的含量要低得多，而压力和各种各样的污染大大加速了这种元素的消耗：大约 80% 的法国女性和 60% 的法国男性每天不能摄入足够量的镁，其中18% 的人（由于基因问题）很难吸收镁。咖啡和酒精都会加快镁元素在尿液中排出。和镁一起在新陈代谢中发挥重要作用的其他物质，包括维生素 B6 或维生素 C、氨基酸、锌、牛磺酸、硼等，也比过去的摄入量少。镁元素可以限制皮质醇的升高，改善可用精力的质量，从而减缓紧张感，因此我们的身体很需要镁。这也解释了为什么我们筋疲力尽的时候喜欢吃巧克力（它含有两种和苯丙胺很接近的物质——苯乙胺和酪胺，可以起到某些精神药物的作用，尽管它们在巧克力中的实际作用广受争议）。和可可一样含镁丰富的食物有海藻、海螺、麦芽、全谷物食物、干果（杏仁、核桃、榛子）、椰枣等。

富含维生素 B 的食物

含 B 族维生素的食物因为对神经平衡很重要，所以对对抗压力也很有益。全谷物食品中 B 族维生素含量尤其丰富，此外还有酵母、豆类、麦芽中也富含 B 族维生素，这也就是为什么在紧张的时候我们爱吃甜食。通过增加血液中胰岛素的含量，碳水化合物可以促使色氨酸的分泌，它又可以转化成五羟色胺，这种神经冲动传送媒介可以抗抑郁抗焦躁。所以最好多吃多糖食物（血糖指数低），这样就能同时享有这两种好处。

富含 omega-3 的食物

要追求平衡的状态，高脂肪鱼类（和／或它们的鱼油）
是不可错过的。其中富含的 omega-3，对大脑有好处，保护
心脏和动脉，还能抗发炎，毫无疑问能改善我们的生活品质。
每周大概吃三次高脂肪鱼类（三文鱼、金枪鱼、沙丁鱼、鲭鱼、
鳀鱼等），鳕鱼肝（罐头）或含 omega-3 的辅食营养品。

待发现的超级食品

超级食品富含营养和抗氧化成分，是一种日常食物中
的健康食品。按照个人喜好，尽量多吃这些食品，但切不
可过量食用，否则会对健康产生不利影响。

蛋白质

一日三餐都要摄入蛋白质（据说应该每顿饭只摄入一
种蛋白质）：鱼类或甲壳类，蛋类，酸奶或奶酪，甚至也
可以吃白肉。当然应该限制食用红肉和熏肉类制品，它们
可能含有过量的饱和动物脂肪。

补品——淡水藻类

运动员和想减肥的人可以吃螺旋藻，想抗压可以吃束

丝藻类，想排重金属可以吃小球藻，这些淡水藻类对我们
重获生命力有非常好的促进作用。最好尝试着开始服食藻
类，以防发生消化方面的问题。海藻的作用也不容忽视。
海藻中富含蛋白质（10%~45%）和矿物质（10%~35%），
可以促进体内和谐，抗氧化，使人重获生命力。海藻要生
着服用（做熟会影响矿物质和有机金属化合物的吸收），
至少在开始的时候要小剂量服用。同时，如果你患有甲亢
或对碘超级敏感，要避免服食海藻。

令人重拾生命力的发芽的种子

豆类、谷物、蔬菜或是含油物质的种子都富含能量，
维生素和各种酶，它们发芽之后会变得更好消化。不论是
买来的还是自家发的，都不要忘了食用前要好好洗一下。
各种口味都有适合的芽类，从淡口味的苜蓿芽到重口味的
蒜苗、葱苗，应有尽有。你可以按个人喜好将其做成沙拉
或是装饰头盘，但是不要把它们煮熟，以免其失去功效。

让人能量满满的海水

海水中矿物质和微量元素的含量都和人体内这些物质
的含量相同。20世纪初，勒内·昆顿教授指出了这一点。

目前，我们有必要对海水的质量保持警惕，但海水的功效的确非常广泛：从慢性疲劳到免疫力不足，从消化问题到应激反应，还可以治疗厌食症和皮肤病。注意海水高渗胶囊里盐分含量很高，当然如果想要很快见效，每天还是可以吃三四粒胶囊的。这时，应该把高渗胶囊和等渗胶囊换着吃，以此控制摄入的盐量。如果患有高血压或是在吃一个无盐食谱，就要避免服用海水。如果对天然碘过敏，也要注意谨慎服用海水。

令体内和谐的蜂王浆

在对抗劳累过度和促进体能恢复上，没有什么别的产品能比得上蜂王浆。然而，当我们分析它的成分时，怎么也解释不通它为什么这么有效：水、蛋白质、糖分、微量元素、矿物质，还有维生素 B、类激素和信息素，等等。显然，它其中所含物质对人体的协同作用和它特殊的震荡才让它成为这么特别的补品。之所以把它用在疗养中（三到九周），主要是因为高质量的蜂王浆的价格很昂贵。这些蜜蜂产品，包括花粉和蜂蜡都是人类健康的好朋友，家中可以常备。最好空腹食用一大勺，在舌下含化。

氧化剂——小麦草汁

小麦草汁中富含叶绿素、土碱、氧化剂和抗氧化剂，是一种很好的纯净剂，它是用小麦、大麦或苜蓿幼苗制成的（但是其中不含谷蛋白）。平时是脱水状态，服用时溶于一杯水中。令人吃惊的是，草汁中含有草地的味道，开始时不太习惯，但是很快就会上瘾！此外也有叶绿素胶囊，主要用于清肠（瘦腹），强化血液成分（能促进血红蛋白的形成），抗真菌。在众多的好处中，不要忘了它还可以护肝，促进伤口愈合。最后要注意，最好选用含镁的叶绿素，而不要选择含铜的（一般包装上会专门标出），因为长期服用的话，其中所含的铜可能对身体有害。

加强免疫力的马奶

我们经常给母乳不耐受的婴儿食用马奶，事实上它也适合大人。马奶能够促进消化和肠道平衡（它可以激活消化道的微生物群，对免疫非常有好处）。有些人喜欢马奶的味道，而有些就没那么喜欢。在绿色食品商店的冷藏柜台可以买到，但是也有速冻的或是胶囊形式的，甚至是口含药形式的。其中富含溶菌酶，可以有效清洁口腔，治疗牙龈炎、口疮、牙周炎和龋齿。

具有保护作用的枸杞属植物

喜马拉雅山的枸杞，巴西的阿萨伊果，秘鲁的酸浆果，北美的蓝莓，等等。

枸杞属植物，富含优质的抗氧化成分。而蓝莓汁是治疗复发性膀胱炎的天然药物。黑加仑和欧洲越橘由于含有花色苷（它们独特的抗氧化成分）能有效保护毛细血管，同时还能治疗腹泻，加强夜间视力……

灵药——巴戟天

在塔希提，发酵的巴戟天汁被称为"古人的阿司匹林"，美洲人称它有 74 种不同的药用功效，对提高免疫力效果显著。它还含有癌变细胞抑制剂——虎刺醛。一般是果汁，胶囊或溶于酒精的萃取物，对于治疗由于神经系统太活跃引发的身体紊乱很有效，例如高血压、消化问题、睡眠问题、痉挛、焦躁，等等。

有些食物不能混在一起食用

并不是吃得种类越多越好。有些食物之间富含的化学成分会起对人体有害的化学反应。如果吃了，后果也是不堪设想的。比如，海鲜和水果不能同时食用。同时食用上述两种食物，会出现皮肤过敏、四肢麻木、头晕等症状，严重的甚至会有生命危险。这是因为，海鲜营养价值虽然很高，但是其中含有一种叫作砷的微量元素。如今，海水受到了很大的污染，海鲜中的砷含量也在这种污染下随之增加。这种砷实际上是五价砷，本对人体构不成伤害，要是跟维生素 C 一起摄入体内，就会被具有还原作用的维生素 C 转化回三价砷。三价砷就是我们熟知的砒霜。

除了营养成分，食物的口感和质地也会影响人的情绪。比如，香脆的食物能帮助缓解精神压力，有韧性的食物能帮助发泄心中的火气，甜食可以帮助人们走出心理阴影，松软的食物能让身处危机中的人们放松心情。

心情好坏，与饮食相关

饮食与情绪的关系错综复杂，到底是饮食导致情绪变化，还是情绪变化决定饮食，这就好像鸡生蛋还是蛋生鸡的问题，尚且无法给出确切的回答。各种心情、各种处境都能成为我们吃东西的理由，吃进肚子里的东西也同样影响着我们的情绪。

1. 吃出来的怒火

维生素是维持人体新陈代谢的重要物质，同时也与情绪中的"怒"有直接关系。与"怒"有关的维生素有维生素 B1、B3。如果人体摄入的维生素 B1 不足，就会暴躁易怒；如果摄入的维生素 B3 不足，就会焦虑不安，情绪不稳定，严重者还可能出现失眠或抑郁等症状。

此外，肉类和糖果吃多了，也可能导致冲动易怒。吃肉量与肾上腺素的含量关系密切，肉吃得多，肾上腺素的含量就高。而肾上腺素的含量又与"怒"的情绪关系密切，含量越高，人就越容易冲动发怒。糖果吃得过多，就会引发"嗜糖性精神焦躁症"，焦躁的人容易发怒，因此糖果也不宜吃得太多。

以上所举都是容易引起"怒"的情绪的食物。在日常生活中，也有一些食物可以多吃，不但不会导致暴躁易怒，反而还能缓解发怒的情绪。这些食物都具有"顺气"的功效，可以有效地缓解因生气发怒引起的如胸闷、气短、失眠抑郁等症状，对改善情绪、心情有益。

山楂既是一种食物，也是一种常用的中药材。中医认为，山楂"长于顺气止疼，化食消积"，不仅可以缓解因生气引起的胸腹胀痛等症状，还能治疗因生气导致的心律不齐；莲藕被称为"顺气佳品"，不仅能顺气，还有养心安神、强健脾胃的功效；萝卜可以缓解因生气引起的胃疼等症状；玫瑰花也可以"顺气"，缓解生气引起的气逆，有助于消气安神。

多吃大蒜也有助于改善暴躁易怒的情绪。德国科学家在一项针对大蒜对胆固醇的疗效的研究中发现：胆固醇患者在吃下比常人多一些的大蒜以后，情绪会变得温和、平静许多，不仅不焦躁、不易怒，而且还不容易感到身体上的疲惫。此外，奶片也有缓解暴躁、焦虑情绪的作用。这是美国纽约西奈山医学中心的研究结论。

2. 营养不良可能会"悲痛"

当人体内摄入的色氨酸不足时，会出现忧郁、悲观的情绪。因此要多食用富含色氨酸的食物。富含色氨酸的食物有小米、鸡蛋、香菇、葵花子、黑芝麻、海蟹、南瓜子、肉松等。

当体内维生素 C 的含量不足时，会导致情绪和行为上的冷淡、忧郁和孤僻。应该保证人体能吸收到足够的维生素 C。新鲜的果蔬中维生素 C 的含量最为丰富，蔬菜有韭菜、菠菜、青椒、黄瓜、菜花、小白菜、西兰花等，水果有猕猴桃、鲜枣、草莓、枇杷、橙、橘、柿子等。

此外，还有很多食物有助于抑制忧郁、悲伤的情绪。鸡汤是这一类中最典型的。鸡汤中富含的游离氨基酸，可以提高多巴胺和肾上腺素，使人的情绪变得热烈，有助于抑制悲观的情绪。多吃香蕉也有助于改善忧愁的情绪。因为香蕉中富含一种被称为"生物碱"的物质，具有提振信心、激发斗志的作用。

哈佛大学一项关于情绪的报告中指出，总是显得忧虑愁苦的人，应该多吃鱼类。研究发现，住在海边的人普遍比住在内陆的人快乐，这并不完全是因为大海让人神清气爽，还有一个很重要的原因就是他们的主要食物是鱼类。鱼油中的一种脂肪酸具有抗忧愁的作用。

3. 反复无常

反复无常是情绪极其不稳定的表现。多吃一些碱性食物，能有效地缓解不稳定的程度。日常食物中，菠萝、大豆、花生、鸡蛋黄等，都可以起到这种作用。

如果情绪的波动极大，暴躁易怒，即使无缘无故，也有想发怒的冲动，最好的办法就是"吃素静心"。这里所说的"吃素"，并不是要彻底放弃肉食的素食主义，只是一种通过饮食调节情绪的方法。素食食品中富含的叶绿素与纤维等物质，可以调理血压，使人心境平和。

4. 爱吃盐的都是"懒人"

懒惰并不属于情绪变化，但是对情绪有直接影响。经常犯懒的人，肯定不会是一个积极快乐的人。饮食不当也可能造成懒病缠身。导致懒惰的饮食习惯，概括来说就是"一多一少"，多的是盐，少的是铁。如果食盐量过多，身体代谢的量又有限，盐就会"堆积"在体内，使人变得迟钝懒惰。体内铁元素不足，会使人看起来昏昏欲睡，没有精神，总是一副慵懒的样子。动物性食物，如瘦肉、鱼子、虾子、心、肝、血等动物内脏含铁量非常丰富，且易被人体吸收。如果你是个素食主义者，则可以多食用紫菜、海带、黄豆、黑豆、豆腐、红枣、黑木耳、蛋黄等植物性食物，这些食物同样含铁量高。不过，植物性食物的吸收率没有动物性食物好。如能荤素搭配，则可大大促进铁的吸收，比如，青椒搭配血豆腐是给人体补充铁元素，抗击"懒病"的良方。青椒富含维生素 C，可以促进人体对铁元素的吸收，而血豆腐则富含血红素铁。

通过饮食调控压力感

压力感与饮食可以相互影响，即压力感可以改变饮食习惯和营养摄入，反之，调控饮食也能增加或减小压力感。

压力感影响饮食的情况如下：人在遭遇危险时，消化功能被暂时阻止，也就是说，危险事件这种急性压力，能够短时间内切断食物摄入；身体之前摄入的能量分配给了大脑，大脑应对急性压力事件则需要消耗更多的卡路里，同时，其他营养物质则用于大脑反应的结果——战斗或逃跑的肌肉反应。脱离危险后，人一般会食欲大增，因为应对过程中消耗了大量的能量和营养。

我们日常进食，除了缓解饥饿感之外，还有一个作用，就是应对隐性的慢性压力。这些压力来自于生活的方方面面，比如职业瓶颈、情感失败、子女教育等。很多人面对这样的压力，或者仅仅是预感到即将面临这样的压力，就靠大量进食缓解焦虑感。通常，焦虑的程度和进食量成正比，也就是说越是焦虑吃得越多，以致变成暴饮暴食。

慢性压力是长期存在的，一感到有压力就靠吃东西缓解焦虑感，长此以往，就会形成惯性，养成不良饮食习惯。

实际上，因为在慢性压力下大肆进食，不但不会减少压力感，反而还会增加压力。因为完全多余的热量会变成脂肪储存于体内，增加体重，肥胖的结果本身就是一种压力；已经感觉自己肥胖的人，如果未能控制住自己的食欲，进食后的轻微负罪感，本身也是一种压力。

反过来看，通过饮食改善压力情况，一方面在于改变平日的饮食习惯，一方面在于营养的摄入。

在饮食习惯上，首先应减少进食量。仅凭个人意志恐怕难以控制强烈的进食欲望，可以请求他人监控，或者让自己远离食品。除此之外，在进食时还应细嚼慢咽。在这一点上不妨学学法国人。法国人提倡吃饭时要细嚼慢咽。细嚼慢咽的好处在于，它本身是在享受美食，享受是快乐无压力的；集中注意力进食，本身也是在放松压力。而且，已有研究证明，细嚼慢咽容易使人及时产生饱腹感，而狼吞虎咽的进食方式则不然，那样容易吃得多，结果导致肥胖。

在营养摄入上进行压力管理，也要从两个方面进行，一方面增加某些食物的摄入，一方面减少某些食物的摄入。

可以增加其摄入量的食物有：全麦面包、早餐麦片、粗米饭、蔬菜等复合碳水化合物含量高的食物，压力反应是消耗能量的过程，因此复合碳水化合物可以作为最佳的能量源。除此之外，一种名为血清素的大脑分泌物，能够改变人的情绪，让人产生美好的感觉，而复合（或大分子）碳水化合物能够长时间刺激大脑产生血清素。

瘦肉、家禽肉、蛋类、香蕉和胡桃等富含蛋白质或氨基酸的食物。压力反应需要肌肉的参与，离不开蛋白质的摄入。再者，蛋白质在人体内分解为氨基酸，其中的酪氨酸能够刺激多巴胺和去甲肾上腺素的分泌，多巴胺和去甲肾上腺素是天然的抗压激素。还有，血清素是由叫作色氨酸的氨基酸产生，因此，除了通过食物吸收，直接摄入氨基酸，尤其是色氨酸，也是一个不错的办法。

·豆类、菠菜、麦芽、花生等富含胆碱的食物。胆碱属于B族维生素，是天然的压力调节激素，它可以避免压力、抑郁等情感的产生。此外，维生素B6、B9、B12也有这种作用。

·杏仁。杏仁中微量元素镁含量适中，而镁能够帮助调节皮质醇水平，因此也有助于减压。

·西兰花、橘子、木瓜、草莓等富含维生素C的食物。最新研究表明，维生素C能够减少压力激素的分泌。

·菠菜类的绿色蔬菜。来自绿色蔬菜的叶酸，对产生血清素必不可少。

·水、花草茶等液体。

还有些食物要尽量少吃。

咖啡、茶、碳酸饮料等。因为它们当中咖啡因含量比较高。咖啡因是一种兴奋剂，过多食用容易上瘾。而且，摄入咖啡因可能会导致情绪波动、抑郁和失眠。

白面包、精制谷物、白米饭等。它们虽然含有碳水化合物，但其中多是单一碳水化合物。单一碳水化合物会在体内迅速分解为糖分子，刺激血清素的分泌，而后瞬间失效。上面已经说过，血清素让人产生美好的感觉，如果一会分泌加大，一会又消失，就会出现情绪的波动，不利于压力缓解，反而容易使人疲劳、没精神或发怒。

以上食物调节压力的原理，或者是保证或增加压力反应所需要能量营养，或者是减少压力激素的分泌，或者是刺激大脑分泌调节情绪的物质。在情绪控制方面，还有巧克力这种食品。巧克力对情绪的影响是好是坏，学术界尚无共识，但已经证实的是，黑巧克力中的抗氧化剂有助于长时间保持好心情。因此，保险起见，如果想吃巧克力，最好吃可可含量大于 70% 的黑巧克力。

另外，摄入的方式不止饮食一种。通过皮肤进入身体，也是一种摄入。通过皮肤接触，人体内会产生一种叫作催产素的物质，它与身体的平和有关。能够增加催产素分泌的皮肤接触法有：洗热水澡和香薰治疗（温暖的气温则使肌肉放松）、做按摩（还能放松肌肉，改善血液循环、帮助消化和排泄）。另外还可使用精油促进放松，可以提炼精油的东西有薰衣草、茉莉、檀香、玫瑰等。

睡眠是大脑最好的营养

可以这样说，让精神得到放松的最好方式就是睡眠，任何一种放松精神的方式都不会比睡眠更行之有效。无论是生理上的健康还是心理上的健康，都建立在良好的睡眠之上。睡眠能使人全身心得到最彻底的放松，是恢复体力所必需的一种休息。当入睡时，大脑改变了一种工作方式，使能量得以储存，有利于体力以及精神的恢复，这样做不仅能维持机体的健康以及体力，还能让机体得到足够的活力来保证日常工作。另一方面，大脑通常是在睡眠时间制造神经递质，所以充足的睡眠不仅能缓解压力，还能生成新的细胞，或者对细胞进行修复。

据试验表明，睡眠糟糕的人，不但其免疫力会大幅度降低，而且其衰老的进程是正常人的四到五倍。

1. 睡眠与细胞寿命

分子间的不断修复和细胞的总体最高寿命，决定了人寿命的长短。因为人衰老的快慢主要取决于，检测出 DNA 的损伤并对这些损伤进行修复，而这种修复机制是在生命体进行深度睡眠下完成的。所以缺乏睡眠，会导致分子的修复减缓，进而损坏组织。

2. 睡眠与机体免疫

糟糕的睡眠对人的免疫系统具有毁灭性的打击，人体的胸腺会因此快速萎缩。而胸腺正是人体最为重要的免疫器官，正常来说，只有人到了中老年时期，胸腺才会缩小为弹珠大小，所以到了中老年，人的免疫力就会急剧下降。

在缺少免疫力的保护时，任何疾病都可能威胁生命。

就算是暂时性的失去免疫力，人也会出现恶心、晕眩、精神不振、四肢乏力等症状。

3. 睡眠与神经系统

机体内各器官和系统的机能，都受到神经系统的直接调节，而睡眠与中枢神经的生理作用有着非常密切的关系。在神经系统中，下丘脑可以对内脏的活动进行调节，并且可以调节激素的内分泌，而睡眠则影响着下丘脑的工作。从另一方面来说，内分泌的调节不仅受到神经系统的指挥，机体的"生物钟"也会对其造成影响。例如熬夜容易长痘，这是因为打乱了生物钟，进而造成了内分泌紊乱。

睡眠对健康的影响非常大，除上述之外，睡眠还会影响到机体细胞的修复机制，对生长激素也会产生很大影响。同时还会影响皮肤健康，引起肥胖导致疾病发生，等等。在此不一一赘述。

因此，睡眠对于人来说，是极为重要的，但是不论是谁，在面对压力的时候，或多或少都会影响到睡眠情况。举一个很简单的例子，如果一个人第二天要参加一个极其重要的会议，那么前一天晚上他很可能辗转反侧难以入睡，一直在脑海中构思着明天的言行举止。之所以会失眠，是因为大脑对刺激的屏蔽程度不够强，或者是睡眠的时间难以将刺激联结完全消化。根据失眠发生的时间，我们将失眠划分为三种：1. 出现在睡眠初期，表现为难以入睡，这种失眠现象是最为常见的；2. 难以进入深层睡眠，整个晚上时睡时醒，出现一种整夜未睡的感觉，导致人极度疲乏；3. 出现在睡眠末期，也就是半夜觉醒，此后再也无法入眠。

另外，睡眠问题除了失眠以外，还有一种嗜睡的状况，表现为夜间睡眠过久，或者白昼多眠或瞌睡过多。这种情况会让人变得懒散，无法提起精神，在白天无法保持清醒，会让原本的焦虑问题变得更加严重。而嗜睡发生的原因，就是对刺激信息进行了过多过久的屏蔽，不论是失眠还是嗜睡，都是神经控制能力弱的表现。

上述失眠的情况对于处于焦虑中的人来说，会变得更加糟糕。因为焦虑的一大病症就是过度觉醒，神经一直处于高度紧张状态。这会导致更加难以入眠，或睡眠很浅，容易惊醒。与饮食问题一样，睡眠问题也会带来一个恶性循环：紧张焦虑的神经会严重影响睡眠质量，而糟糕的睡眠导致机体在新的一天里无法拥有足够的精力以及能力，那么这将加深原本就有的焦虑，由于焦虑加重，当晚的睡眠会更加糟糕，如此往复循环。另外，睡不着这件事本身也让焦虑的人担忧不已，这样也导致了新的焦虑。

哪些因素影响了睡眠质量

在什么情况之下，睡眠会变得糟糕。太吵？太亮？太冷？太热？太焦虑？可以将其分为两类：第一类是外在原因，比如冷暖、嘈杂等，这些因素是较容易进行改变的；第二类是内在原因，就是个人的焦虑、压力、紧张、兴奋等。这些情绪自己可能很难控制，但是要记住，我们反复强调过的一个心理学重要原理"用行动去影响思维"，所以，只要能做好第一点，外在的因素自然会对自我调节起到协助作用。所以，先将"无法调节自己的情绪"这种焦虑放下，不要增加额外的焦虑感。

睡眠环境是影响睡眠的一个举足轻重的因素。可以将其简单地理解为卧室的环境，包括温度高低、空气质量、强光和噪音干扰等。睡眠环境决定着睡眠质量的好坏。

环境对进入睡眠的影响是显而易见的，已经进入睡眠状态的人，同样会受到环境的影响。那是因为，在人体中，产生情绪、识别情绪以及调节情绪有一个专门的脑部组织，这个组织形似杏仁，所以被称为杏仁核。杏仁核位于海马体的末端，对它进行刺激，就会引起人体的各种情绪反应。杏仁核有一个特点，那就是即便处于睡眠状态时，仍旧能够跟清醒时一样运转，对各种刺激信号仍能保持着警觉。也就是说，在睡着时，杏仁核仍然会感受到各种刺激，所以，声音、气味、温度等的变化，会让人惊醒，或者是无法进入深度睡眠。环境中有以下几种因素会对睡眠造成较大影响：

1. 噪音。各种声音会引起杏仁核的过度警觉，导致难以入睡，这点应该是显而易见的，在喧闹的环境中很多人都难以入睡。但部分人群，可能经常处于嘈杂环境，长此以往，已经习惯了这种环境，所以睡觉时习惯有点声音才能入睡。在这种环境下即使能够入睡，也较难进入深度睡眠，因此深度睡眠的时间也较短。

2. 光线。光线对睡眠的影响极其重大，它不仅仅是刺激杏仁核这么简单，还是影响生物钟的一个重要因素。生物钟是人体的作息时间，简单来说就是什么时候睡觉，什么时候醒来。举一个非常简单的例子，在夏季，天亮时间较早，相应的起床时间也会变早，那是因为日照长短对人的生物钟进行了调整。对于大脑而言，光线是一种最为强烈的信号，它能刺激大脑的运转，调整人体生物钟，让大脑自行判断何时该醒来，何时该睡觉。

3.温度。温度也与失眠有着非常密切的关系。通常来说，人体能够适应的睡眠环境温度，在 16 度至 24 度之间。在这个温度区间，人体觉得最舒适，所以比较容易入睡。低于或高于这个温度区间，睡眠质量都不会很好。炎炎夏日难以入睡，这应该是很多人都有过的体验。温度的变化也会刺激到杏仁核，另一方面，由于人是恒温动物，所以在适宜的温度之下才会产生舒适感，温度过高或过低，都会让人难以适应，进而导致精神上难以放松，无法进入睡眠，或睡眠质量不高。

4.刺激性气味。能对人产生刺激的气味很多。熟睡后，它们仍旧能对人起到刺激作用。比如，煤炭燃烧时产生的气味，特别是煤炭燃烧不完全时产生的气体，不仅影响人的睡眠，还会危害人的健康甚至生命。

所以，想要获得优质的睡眠，一定要改善睡眠环境。最适当的睡眠环境，至少应具备安静、遮光、舒适等基本条件。

虽然对噪音的敏感度因人而异，但超过 60 分贝的声音会使人的神经系统遭受刺激，并将这种信息传递到全身，让人无法安稳入睡。隔绝噪音是较容易做到的事情，但是也有例外，有些人可能习惯了在有声音的环境下入睡，睡觉时总是开着电视（很多人都有这种习惯）。如果寂静无声，他们反倒难以入睡。如果必须开着电视才能入睡，最好为电视设定一个自动关机时间（现在，电视一般都有这个功能）。如此，可以在电视声中入睡，而电视的声音又不会影响到深度睡眠。

光线对睡眠的影响是最为重大的，想要关掉大脑里的那盏灯进入睡眠状态，就必须关掉现实中的灯。只有将外部光源隔绝，大脑才能进入一个缓慢运作的状态，帮助人体进入睡眠。可以在卧室挂上厚的窗帘或百叶窗来隔绝室外的光线，黑暗的环境可以让眼睛更快进入休息状态。不过，有些人可能会害怕黑暗，在黑暗中反而因为害怕而变得紧张起来，让自己更加难以入睡。对于这样的人，可以开一盏小壁灯，让光线尽量微弱一些。

温度以及刺激气味问题，对睡眠的影响相对较小。通常来说，16 到 24 度的温度是较适宜睡眠的温度，尽可能将温度控制在这个范围内，有助于安睡。尽可能祛除卧室里的刺激气味，还可以点一些有助于睡眠的精油或者香薰等。有研究表明，负离子可以很好地调节大脑自主神经系统，改善大脑皮层的功能，所以富含负离子的空气对睡眠十分有帮助。

除了环境，能对睡眠质量产生影响的还有三个重要因素，即睡眠的姿势、睡眠的时间和睡眠的工具。

睡眠的姿势极为重要，不仅关系到睡眠质量的高低，还关系到防治疾病。不同的睡眠姿态，可以防治不同的疾病。举例而言，患有胃肠或肝胆方面疾病的人，以右侧卧为宜；患有心脏方面疾病的人，为避免心脏受压，也应以右侧卧为宜；四肢酸痛的人，最好平躺，不要挤压到疼痛的部位。总体而言，应该根据自身情况，选择合适自己的睡姿，才能提高睡眠质量，舒适安心地睡觉。

关于睡眠的时间，并没有统一的规定，应根据自身情况确定。一些睡眠质量极高的人，每天保证 6 小时的睡眠就足够了，而一些有不同程度失眠现象的人，就需要适当延长睡眠时间。通常，平均每天保持 6~8 小时的睡眠就足够了。延长睡眠时间并不是弥补睡眠质量不高的好办法，因此，睡眠质量不高的人，应通过调理和治疗，提高睡眠质量。总体而言，睡眠时间的长短，应该结合自身的生理条件，灵活安排。

　　睡眠的工具就是床和铺盖。主要是摆放床的位置、被褥的厚薄和枕头的情况。首先，摆放床的放置，应该以人体避免受到地磁干扰为标准，即应为纵列南北走向。睡觉时最好"坐北朝南"，即头部在北，脚部在南。其次，被褥直接影响睡觉时人体的温度，人体在熟睡以后，体温会有所下降，应该注意睡熟以后的保暖。如果床铺不够温暖，就会影响到睡眠质量。另要注意根据季节的变换更换被褥，以使身体感觉舒适为宜。另外，被褥最好足够宽大、透气，不宜过厚过重，否则人体处在"承重"状态，也影响睡眠。

　　最后，枕头的高度应以 8~10 厘米为宜，不宜过高或过低，也不宜过软或过硬。也许很多人都不会想到，小小的枕头也会影响睡眠质量。事实上的确如此。据权威机构的统计资料显示，在全世界范围内的所有失眠症患者当中，有多达 1/4 的失眠就是由枕头的原因引起的。不过，枕头引起的问题并不复杂，主要集中在四个方面，即太高、太低、太软和太硬。这四个问题都对应一种常见的影响睡眠质量的现象，分别是落枕、打鼾、眼睛浮肿和流口水。

　　枕头过高会引起颈肌纤维或韧带等组织发生撕裂，在中国俗称落枕。这是由于枕头过高会造成颈椎无法自然弯曲。在这样的状态下度过一夜，第二天起床后就会发现脖子突然变得僵硬，还伴有酸痛感，活动很不方便。

枕头过低也不好，可能会引起打鼾。因为枕头过低，下颌就会不由自主地向上抬起，使咽喉受到压迫，口腔里的小舌自然下垂，又堵住了呼吸道。这种情况在吸气的时候尤为明显，口腔后上方的软腭会发生振动，并随着空气的进进出出发出打鼾声。毫无疑问，打鼾不仅会影响打鼾者本人的睡眠质量，也会影响他人睡眠，甚至导致他人失眠。

有些人在睡醒以后发现眼睛肿了，就笼统地归结为是没有睡好，其实这是由枕头太软引起的。因为枕头太软，头部就会整个地陷在枕头里，血流过于集中，血管壁压力增大，致使面部肌肉受力，致使第二天眼睛出现浮肿。

还有些人睡觉时总是流口水，很有可能是因为枕头太硬了。枕头太硬，会给颈动脉造成极大的压力，导致血液循环不畅，继而引发大脑缺氧和局部微循环障碍等。而缺氧的直接反应就是唾液的增多，长时间张嘴呼吸，唾液就流出来了。

其他改善睡眠需要注意的问题

除了以上几个因素，想要愉快入眠，提高睡眠质量，生活中还有几个方面的问题需要注意。

首先，是生活习惯。

1. 尽量不要熬夜

最好能在每晚十一点之前上床睡觉。晚上十一点至凌晨三点是肝脏的排毒时间，这一时间人体处于深度睡眠之中，才有利于肝脏排毒。身体内毒素不能排除，积累多了，人就容易生病。因此，不要总是熬夜晚睡。

2. 不要在临睡前才收拾房间

有些人拖延症严重，白天不收拾房间，到晚上面对凌乱的环境，又无法安然入睡，不得不在睡觉之前收拾屋子。这真是一个很坏的习惯。首先，收拾房间相当于做一项运动，临睡前做会让人的神经处于兴奋状态，难以入眠；其次，打扫房间时使用的清洁用品都是带有气味的化学制剂，短时间散不出去，会对人体的呼吸道形成不良刺激，进而影响睡眠质量。因此，最好不要在临睡前才收拾屋子。

3. 用热水泡脚

在临睡前，最好用微烫的热水泡泡脚。用热水泡脚可以舒缓脚部穴位，促进体内血液的循环，有助于提高睡眠质量。

4. 卸妆后再睡觉

有些女性有时会带着妆睡觉，这样不但使皮肤无法正常呼吸，引起不适，从而影响睡眠，还有可能引发皮肤炎症。因此，睡前不但要卸妆，更要做好面部的清洁。清清爽爽才好入睡。睡觉前喷洒香水，可能会引发呼吸系统疾病，也不利于睡眠。此外，在睡眠时间上，女性比男性至少多睡 20 分钟，才能达到与男性同等的睡眠效果。

5. 坚持在睡前两小时做适量运动

运动可以舒缓身心两方面的压力，降低梦中惊醒的概率，而且可以延长深度睡眠的时间，有效地减轻失眠的可能，对提高睡眠质量很有帮助。因此，可以在睡觉前做适量运动，并形成习惯。但是，运动会提高人体的温度，促进肾上腺素的分泌，使人精神亢奋，难以入睡。因此，不可在临睡前才做运动，运动时间最好在睡觉前两小时。

其次，是自我的护理。

自我护理对安心睡眠、提高睡眠质量能起到很大的作用。这里介绍三个方法。第一个是"按摩法"，即每天坚持按摩太阳穴和百会穴数次，并使用有保健功能的梳子梳头五分钟。第二个是"填脐法"，将酸枣仁研成细末，放在肚脐眼的位置，再用伤湿止痛膏固定好。每天换一次。第三个是"敷足法"，在朱砂中加入适量糯糊，搅拌均匀，然后放在伤湿止痛膏上，再敷在脚心处的涌泉穴上，每晚一次。

最后，是饮食。

有些食物会刺激人的神经，使得入睡困难，比如含咖啡因的。这样的饮食尽量减少，更加切忌睡前食用。同样，还有很多饮食是有助于入眠的。每个人的吸收能力不同，效果也因人而异，所以会发生同样的饮食，有些人食用后效果显著，有些人则收效甚微的情况。尽管如此，哪些食物有利于睡眠是确定的。下面就是一些饮食上对睡眠有帮助的建议。

1. 晚餐一定要吃。坚决不要空腹上床，但也不能吃得过饱，吃得过饱会加重胃肠负担，难以消化，身体的不适感会让你难以入睡。另外，饮食尽量清淡点，高脂肪的食物会阻碍胃肠消化。

2. 避免吃刺激性食物，比如辛辣或者过酸的食物，这类刺激性食物会导致胃灼热，加重焦虑感。

3. 睡前尽量少喝水以及果汁等液体，它们可能会让你半夜起来上厕所，这会严重扰乱睡眠。

4. 多食用有助于睡眠的食物。

苹果：苹果含有果糖、苹果酸，并且具有浓郁的香味，它可以促使血清素的形成，有助于入睡。

温热的牛奶：很多人都知道牛奶能够帮助睡眠，所以在睡前一个半小时可以喝一杯温热的牛奶。

蜂蜜：这是一种非常好的安眠食物，对焦虑性失眠具有非常好的效果。

小米：小米不仅能健胃健脾，还具有安神的作用。小米富含色氨酸，色氨酸可以促使脑细胞分泌五羟色胺，而五羟色胺能够抑制大脑的活动，使人产生困乏的感觉。

核桃：核桃的健脑效果非常好，可以治疗神经衰弱（包括焦虑）、健忘、失眠等。用核桃、黑芝麻、小米熬粥，在睡前食用的话，具有非常好的催眠作用。

想获得优质的睡眠，并不是通过某一方面的改善就能做到的，需要做的事情很多，不过，当睡眠得到改善之后，你会发现所做的一切都是十分值得的。良好的睡眠不仅能够极大地缓解焦虑情绪，也会为心理和生理的健康打下坚实的基础。

补充小贴士

毫无疑问，只要你开始实施上面所有（或是一部分）
的建议，会感觉好很多，能增加自己的精力和生活的乐趣。
但是，还是有必要提醒你还有其他的方法让你来宠爱自己，
帮助你爬上这个生活的陡坡。

利用植物的疗效更幸福地生活

某些植物绝对名副其实，对我们舒适生活很有帮助。
之所以直到现在才提到它，是因为植物已经有治疗功效了，
而前面所提的建议主要是健康生活方面的。另外，我确信
如果只是治疗，而不马上采取必要措施防止这些疾病复发
（至少是减少复发的风险），那么一切都是白费功夫，就
像是想要填满一口无底的井……当然，这并不妨碍我们追
求幸福生活的时候植物成为我们无可置疑的盟友。要有技
巧地谨慎使用植物疗法，有任何疑问马上去请教专业人士
（草药医师，植物治疗师或是自然疗法治疗师），无论如
何严格遵守包装上标明的用法和注意事项。使用植物疗法
最简单的就是冲服干草药，但是在绿色食品商店也有卖新
鲜植物的液体萃取物的，这种萃取物疗效显著，极具活性。

太焦虑

缬草和花菱草（又叫作金英花或加州罂粟）既能令人放松，又能令人平静，还有安眠的作用。如果你开始内心焦灼，反复忧虑不安，肌肉紧张，难以入眠，那么就可以服用这两种植物。缬草可以平复忧虑，放松肌肉，这都是入睡的先决条件，而且它还可以深入改善睡眠质量。它的作用是渐进的，服用之后两个星期就能见效。花菱草的催眠功效更强（因为其中含有丰富的生物碱），而且12岁以下的儿童也能服用，和缬草完全不同。

因不安心跳加快

必须安定你的神经系统，尤其是交感神经系统。西番莲和山楂可以帮你达到目的，尤其是如果你的压力具体表现为烦躁、神经质、心悸和过度易感。光使用西番莲就可以治疗紧张带来的众多身心问题：心脏问题、消化问题、肌肉问题等。

偶尔腹痛

别忘了蜜蜂花，因为它有安抚作用和解痉功效，尤其是腹部痉挛（因此经常建议有这类症状的儿童服用这种植物）。墨角兰有同样的功效，而且还有安眠和止痛的作用。

感到筋疲力尽

男性可以配合食用生姜和红景天来改善自己的身体，精神，免疫和代谢功能。而女性更喜欢在红景天中加入刺五加，或者更有甚者加入蜂王浆。如果长期疲劳，可以服用黑加仑来保证皮质醇分泌，同时可以选择用甘草来加强药效，尤其当动脉血压低的时候。

如果你的病征表现加上了轻度抑郁

这种情况下，可以考虑服用圣约翰草和加纳籽。如果你同时还吃别的药，要注意药物之间的反应。一定要咨询专家再服用。

你想要身体状态更好但不想服用兴奋剂？

事实上，某些植物可以改善机体能量的生产和使用，同时也可以经过一段时间让机体重获力量。配合服用山楂和银杏可以改善记忆力，专注力以及脑部循环。上面我们已经说过生姜，红景天和刺五加可以改善身体，精神和认知功能，也别忘了瓜拿纳，它是一种精神兴奋剂，对耐力有促进作用。为了保证性功能，预防男性荷尔蒙下降，您可以配合服用蒺藜和黎豆。

请注意正确使用草药

绝对不要忘了，这些植物真的很有效，它们是天然的，但是在某些情况下也很危险，还有毒性，尤其是使用不当的时候。自我治疗并不是一件小事，一定要按照使用说明和注意事项来服用这些草药。

有些植物可能并不适合你的病症，或是与你正在进行的治疗不融合。草药中的成分很可能有副作用，如果服用过量可能引起严重的反应，尤其是对于比较脆弱的人群（例如儿童或老人）。

精油也可以提升精力，增强舒适感

超浓缩的精油获得了前所未有的成功，当我们了解（并掌握）它们神奇的功效后就没什么好惊讶的了！但是，使用时要充分调动你的鉴别力，它们会成为你一生的朋友……通过各种外用方法（我们这里不讨论精油内用，因为如果不在专业治疗师的指导下内用太危险了），我们可以提升精力，增强舒适感。

精油，或叫作植物精华，是根据涉及的植物类型，通过蒸馏，冷吸（把那些太脆弱不能承受蒸馏的花瓣刺破浸泡在油脂中，过一段时间油脂会吸收花瓣的香味）或压榨（对果壳或是果子进行冷压榨），从芳香植物中萃取的。"精油"这个说法是因为萃取物的结构很像油脂，其实是一种滥用，因为其中含有萜烯，酒精和酯，但并没有油脂。为了得到几立方厘米的精油，需要处理大量的植物，所以它的价格有时候很贵。

精油最常见的用法之一是按摩，植物中的活性物质可以增加按摩的放松功能，或让人更加有活力：在一至两勺选好的基油（甜杏仁油、鳄梨油、月见草油等）里（总共）加入 5 到 10 滴精油，可以是某一种精油，也可以是几种精油（例如橙花油 + 佛手柑精油 + 乳香）。

也可以在沐浴时用精油。在水中（总共）加入 5 到 10 滴精油，可以是某一种，也可以是几种（例如依兰精油 +

薰衣草精油或天竺葵精油），同时加入一瓶盖的香波或是沐浴泡泡来促进精油在水中稀释。

吸入法（芳香祈祷）就是把选好的精油滴两滴在手心，互相揉搓，然后闭着眼睛深呼吸。

为了享受精油的好处，我们也可以利用器具，最好是不用加热的，让某些精油在房子里扩散。再说一遍，不能过量。根据《欧洲心脏病预防学报》上载的一篇中国台湾的学者的研究（Chuang K-J, Chen H-W, Liu I-J 等）《精油对水疗师的心率和血压的影响》（《欧洲心脏病预防学报》），香氛治疗在一小时之内对心率和动脉血压很有益处。超过一个小时，好处就消失了，精油还可能有负面影响（此项研究里用的是佛手柑精油）。一般理想的状态是：在早晨和晚上分别香薰 20 分钟。有些研究表明，即使是精油香薰蜡烛的味道都可以减少焦虑感。可以经常使用的精油有佛手柑精油，果香菊精油，乳香精油，天竺葵精油，薰衣草精油，橙花精油，甜橙精油，依兰精油和墨角兰精油。

最愉悦的

佛手柑精油能令人兴奋，抗抑郁，增加心理强度和专注度，减少紧张感和压力。要选择去呋喃香豆素的佛手柑精油，这样才能避免光敏性的问题。据说这是最能让人感受生活的愉悦感的精油！它不光是真正地装在瓶子里的阳光，还对压力引发的所有后果（神经丛封闭，皮肤问题，胃病，抑郁……）都有作用。别犹豫，家里常备一瓶，一天中任何时间都能香薰，尤其是当你感到缺乏自信，缺少冲劲时……当你心情忧郁时也可以这样做：在护手霜里或植物油里加上 1 至 3 滴，混合，然后抹在手上。

最温和的

果香菊精油确实可以抗压力，但是让它脱颖而出的是其解挛功效，可以缓解由于压力造成的消化问题。和薰衣草精油配合使用，洗精油浴或是香薰，可以帮助你平静下来。也可以把它扩散在空气中，来平息有点儿电光四射的氛围，创造一个平静的环境，淡化纠结不去的想法，解决失眠问题。考虑到它的价格，最好把它放在瓶子里，睡前闻一闻，并伴以腹腔呼吸。

最有灵性的

乳香精油有增强免疫力，抗抑郁的作用。它可以发展意志的力量，自信心，按照自己想法来生活的能力。它可以让心里过热的状态平静下来并进入到行动中。可以在增强精力的按摩中沿着脊椎，在关节上，在肌肉上使用乳香精油。它可以有效祛除身体上的疤痕（当然也可以祛除妊娠纹），以及心灵上的"伤疤"。洗澡的时候，可以在中性的水中加入十五滴乳香精油，能够在非常不安的时候令人平静下来。

最女性化的

天竺葵精油在香薰的时候可以制造一种富于创造性而令人放松的氛围：它能平衡情绪，平复不安和神经质，让人更坚韧，思想更开放。皮肤很容易接受天竺葵精油，它就像下面要介绍的薰衣草精油一样，可以直接用于皮肤。

最能平复心情的

真正的薰衣草精油，由于其对脑垂体和下丘脑的作用，对于大人和孩子都有减轻过度敏感的性格，情绪跳跃，易怒，紧张和焦虑的作用。它也能帮助极其紧张的人入睡。我觉得薰衣草从效果上来说是一种相当男性化的精油，对于过分活跃的女性，我更喜欢推荐天竺葵精油。

最强身的

橙花精油有镇静止痛的作用。无论是按摩，沐浴还是香薰，它都没任何危险，而且我们会很快爱上它香甜的味道（这种精油在水中稀释就得到了橙花水）。对于那些对压力特别敏感的人来说，这种精油尤其滋补，它能重建身体和精神的联系，帮助解决冲突，让人可以重新关注自身。橙花精油相当昂贵，它应该用来陪伴我们度过人生中的重要时刻，幸福的，不幸的，例如分娩，晋升，同时还有精神冲击，分手或葬礼。它还适合比较闹的孩子，有时我们说他们得了多动症，他们尤其需要安慰和抚摸。

最饕餮的

甜橙精油可以使你的神经系统平静，促进睡眠。最重要的是，它可以降压，减缓心悸。毫无疑问，它是最适合职业倦怠的精油。例如，如果你感到很紧绷，你就可以让人或是自己在基油里加上四五滴甜橙精油来按摩神经丛和背部，或是在手腕抹上两三滴，保持一整天。它可以平缓你想要过度工作的欲望，平复遭到打击的热情和苦涩，给那些开始怀疑人生的人以重新生活的愿望……儿童也可以使用甜橙精油（但是要适度），关键是在使用前要在手肘窝做实验。注意，和许多柑橘类精油一样，它会使皮肤对光极度敏感。

最性感的

依兰精油不仅能够拯救开始衰退的爱情关系，对极度疲劳和神经质的状态也很有效，因为它能令我们安详从容：可以释放精神压力，取而代之的是一种懒散的状态，从而促使感官和谐和愉悦。香薰时可以和柠檬类精油配合使用，例如佛手柑精油或橘子精油，每三四滴依兰精油配以十四五滴佛手柑精油或橘子精油，如此可以降心率和动脉血压，让周围的空气充满甜蜜和诗意……

在紧急情况下

墨角兰精油会救你于水火，即使你压力非常大，它也能轻松完成任务：对不安，悲观，充满烦恼的情况很有效，它可以调节过度劳累，帮助入眠。很悲伤的时候，别犹豫，用墨角兰精油吧！但这只适用于成年人，不适合儿童使用，哮喘和癫痫患者也不适用。它可能会引起皮肤过敏，所以一定要在植物油中稀释，并在肘窝做试验。

请注意要正确使用精油

精油的治疗作用很强，因为主要的活性物质都没有变质被萃取出来了，所以想要使用时，也要遵守某些注意事项。除了专门指出，一般很少会直接使用纯精油，或者把精油在沐浴泡泡中稀释，要不然用少许植物油稀释。但是经常会配合使用两三种治疗功能接近而又互补的精油：在它们的共同作用下，混合使用的效果要好于分别使用。最后，孕妇不适宜使用精油，儿童使用要非常谨慎。

更方便使用的水制剂

你喜欢橙花水吗？你是否知道这是一种在蒸馏制造橙花精油的时候收集到的花水？因为橙花精油是用蒸馏器蒸馏获得的，所以可以一边取得橙花精油，一边以蒸汽的形式收集到橙花水，其中含有精油分子。有时我们也把这种水制剂叫作花水，从名字就可以看出来，它是通过蒸馏花获得的，实际上可以通过蒸馏植物很多部分得到水制剂——还可以收集千分之零点二的精油，所以它比纯精油含有的植物分子和物质要少得多，但是还是很有效的。所以它可以用作长期使用的药物，而精油长期使用可能会太刺激。这种产品我们可以没有任何风险地用于儿童，敏感人群和想要慢慢改变身体状态、重获平衡的人。我们可以通过雾化，泡澡（尤其适合婴儿），外敷或漱口来使用水制剂，也可以内服，放在饭食中或是在水中稀释（一升水放一汤匙），从而起到平抚情绪和抗应激的作用。

罗勒

罗勒水可以使人平静，助消化，减缓可能发生的神经痉挛和消化痉挛，尤其是在怀孕期间。它可以用热水（最高 60℃）、温水或冷水服用。

天竺葵

天竺葵水是重要的抗应激水制剂，它可以平复儿童和成人的神经质，怒火和不耐烦。香氛师纪约姆·热罗和罗纳尔多·玛丽一起写了《香氛疗法指南》（阿尔宾米歇尔出版社），他解释说："天竺葵水通过作用于身体和情绪，可以让没有食欲的人找回食欲。"

薰衣草

是的,尽管闻起来有点香皂的味道,但是薰衣草水也可以喝,帮助平复神经质和不安的症状。

蜜蜂花

我的最爱之一。蜜蜂花可以帮助人们放松,支持神经系统维持行动和放松之间的平衡,制止腹部痉挛(它的消化作用很强),平复神经质的症状。

橙花

橙花水可以治疗消化困难,帮助肝脏进行净化,令人镇静,平缓情绪,助睡眠,等等。它还可以隔离愤怒情绪和压力,促进创造力,弱化萦绕在脑海中的念头。

让顺势疗法 ① 帮助你

身体过度劳累时，一日三次，每次服用 9CH 的蒙大拿山金车和 9CH 的野葛各三粒。

大脑过度劳累时，一日三次，每次服用三粒 9CH 的磷酸钾。

如果疲劳已经妨碍患者完成简单的任务，尽可能长时间地服用。一日三次，每次三粒 5CH 的乳酸钠和三粒 9CH 的墨鱼颗粒。

焦躁、恐慌时，每半小时服用三粒 9CH 的乌头，直到恢复平静。

如果累积身体疲劳时，睡前服用三粒 9CH 的山金车或 9CH 的野葛或 9CH 的马钱子或 9CH 的木防己，如果晚上醒来就再服用一次。

① 顺势疗法是一种替代疗法，由德国医生塞缪尔·哈内曼（Samuel Hahnemann）于18世纪创立。它的理论基础是"同样的制剂治疗同类疾病"，也就是说为了治疗某种疾病，需要使用一种能够在健康人中产生相同症状的药剂。

　　如果大脑疲劳时，睡前服用三粒 9CH 的吕宋果或
9CH 的磷酸钾或 9CH 的磷酸，如果晚上醒来就再服用
一次。

好好保护肾上腺

　　肾上腺是指位于每个肾上部的两个新月形小型腺体。
肾上腺的内层可以制造不同的物质。它们的内层，肾上腺
髓质可以分泌肾上腺素和去甲肾上腺素。这两种激素可以
提高心率和血压，让血液冲向脑部、心脏和骨骼肌。

　　肾上腺对应激反应非常敏感，因为它们要适应必须面
对的艰难的情况。当我们因为生活动荡，缺乏放松和思考
时间而很紧张时，肾上腺活跃的界限就会变得很低，受到
最轻微的刺激都会有反应。我们说一个人神经紧张是说他
听到一点儿声音都能惊跳起来，睡眠不能令他得到恢复，
他感到心悸，体内很热，紧张。长期如此，肾上腺的分泌
将会失去平衡，或者过量，或者衰竭。有很多方法可以治
疗这种失衡。

维生素 C

维生素 C 能令肾上腺重新恢复平衡，饮食中富含维 C 可以稳定肾上腺，不论它们是分泌不足还是过量。另外维 C 也是肾上腺分泌的激素必备的营养物质。黑加仑、西印度樱桃、猕猴桃，另外还有香芹、绿叶蔬菜和灯笼椒中都富含维生素 C。

黑加仑

黑加仑（它的叶子和芽）因对肾上腺有刺激作用而著名。尤其是它的芽会刺激皮质醇的分泌，提高交感神经活性，并且比叶子有更好的消炎作用：黑加仑芽的消炎功效能达到皮质酮的三分之一。

甘草萃取物

甘草萃取物会模仿皮质醇的效果。人们早就知道，有节制地服用甘草对很多疾病都有好处，例如慢性疲劳，过敏，哮喘，炎症和其他很多肾上腺疲劳的患者的症状。有节制地服用会带来很多好处，但是过量服用或是服用时间过长都可能会带来副作用，例如头痛，水和盐分滞留，钾过量流失以及动脉高血压。为了模仿机体正常的皮质醇分泌频率，作为食物补充剂的甘草，应该在早饭和午饭前大约 30 分钟各服用一次（一般午饭前的量要少于早饭前的量）。

精油

可以用落叶松精油，松树精油，甚至是迷迭香精油或罗勒精油对肾上腺进行香薰刺激。可以像上文说过的那样，直接使用或是稀释后使用：用一两滴任意一种精油按摩肾脏，太阳神经丛或足底。对抗疲劳，过度劳累，紧张和畏寒有强劲的效果。

其他的救急措施

下面这些技术令人惊讶，甚至可以说是非常神奇地帮助你放松，保护自己，并保护你的生命力。

点火

感到不舒服，全身乏力？你可以点燃一根蜡烛，并下定决心排除萦绕你的负面能量。有意识地这样做，你可以促使自己下定决心解放自己，并取得可能令你大吃一惊的结果，尽管这种技术还没有得到科学证实。

把紧张交给大地

丹尼尔·基佛在彼得·德诺夫的课上受到启发，推出了这个练习：在森林里，有意识地把右手的三根手指（拇指，食指，中指）放在腐殖土上，就好像是接地线一样。你看到你的负面能量都这样流向了大地，大地可以涤净所有的不洁（腐殖土是一个理想的例子，可以帮助我们理解死物循环成为新生命的养分）：把你当时的疲惫，毒素，压力和其他的应激反应都抛向大地。

托付给我的树

这是一种经典的中国的恢复精力的做法，在春天，和一棵漂亮的，健康的，强壮的树融合。栎树、松柏、巨杉、栗树或是大的白蜡树（在森林里或公园里）都可以，只要你喜欢就行。如果同时有好几棵一样大小的树，就选那棵最直的。一般，我们都会被某一棵树吸引。当你找好了树，靠着它站立，正面背面都行，重要的是要充满信心。把手心放在树干上，抚摸它粗糙的皮，感受它的力量。尽力专注于自己的感受（做这个练习最好找到一个相对隔绝的地方）。想象自己是树的一个枝干，树的汁液流向你的身体。根据自己的需要站立相应的时间，别忘了走的时候感谢这棵树。

露水浴

在生活中，沥青，鞋，楼层，混凝土，地毯等，它们一直把我们和大地隔离开，有个办法：在晨露中光着脚散步，玩耍，奔跑，以这种简单而原汁原味的方法给自己充电！注意，头几次即使感到疲劳，感到冷或是有风湿也要坚持下来。这是发展了巴伐利亚牧师塞巴斯蒂安·克奈普的疗法，光脚在连接自然的小径上走路，这是一个积极寻找健康的步骤。

扎根

想象自己是一棵树不是很复杂，这个练习随处可做，在大自然中，卧室里，甚至办公室里。双脚平行站立，两腿微微分开，双臂放在身体两侧，或是像树枝一样十字张开。想象一下，你的头和胳膊是一棵大树的枝叶，你的躯干和双腿是树干。你的双脚是树根。想象树根正在缓慢而结实地固定在地板上。它们向地心深处伸去，碰到了腐殖土，接着碰到了不同的土壤层和岩石层。最后，你到达了地心，里面有一个不可思议的能量核。利用这些能量，在缓慢地回去之前让自己充满能量。这类小练习让自己和大地建立联系，是一种现在称为大地疗法的新疗法，要调动大地的治愈力量（克林顿·奥博，斯蒂芬·斯纳特拉和马丁·祖克所著维嘉出版社出版的《让自己和大地连起来》）。

热水泡脚

在热水里泡脚，即使不那么性感，但却是很有效的，可以很大程度上减弱紧张情绪。最好在晚上睡觉之前泡，水要尽量热，最好在热水里泡二十来分钟（不要听周围人的评论，他们会很高兴地发现你比以前更有禅意了）。

把手放在面团里

我们的双手既可以掌控生活，又可以让我们绕过萦绕心头的精神压力：做饭，艺术治疗法和维多兹治疗法也是关注身体，学习减压的有效方法。例如，维多兹治疗法提供了一些简单而具体的练习（闭着眼睛触摸物体，品尝食材），可以调动身体，让它关注此刻。它令感官更敏锐，立足现在回顾问题。在生活中引入艺术和创作可以丰富自我，使自己摆脱那些日常生活中限时的实用性的任务。不必一定要有结果，或是一定要做得很漂亮，这更是通过能引起共鸣和产生向往的艺术形式来表达独特的自我存在。

EFT

EFT（情绪释放技术）是一种很有用的救助技术，通过敲击穴位解决身体阻塞等问题。这种技术建立在神经科学和量子力学新发现的基础上，也建立在针灸和运动学的基础上。举个例子，刺激空手道点（双手外侧从小拇指根部到手腕）可以治疗缺乏信心和害怕失败。有很多和 EFT 类似的技术，例如即时释放法，K 点刺激法或夏威夷疗法，等等。